生命早期营养

主　编　许雅君

编　者　（按姓名汉语拼音排序）

李睿珺　李　雍　刘　伟　秦　勇

于兰兰　张敏佳　周雅琳

秘　书　秦　勇

北京大学医学出版社

SHENGMING ZAOQI YINGYANG

图书在版编目（CIP）数据

生命早期营养 / 许雅君主编．—北京：北京大学医学出版社，2019. 9
ISBN 978-7-5659-2038-7

Ⅰ．①生…　Ⅱ．①许…　Ⅲ．①婴幼儿 - 营养卫生　Ⅳ．① R153.2

中国版本图书馆 CIP 数据核字（2019）第 180485 号

生命早期营养

主　　编：许雅君
出版发行：北京大学医学出版社
地　　址：(100191) 北京市海淀区学院路 38 号　北京大学医学部院内
电　　话：发行部 010-82802230；图书邮购 010-82802495
网　　址：http：//www.pumpress.com.cn
E-mail：booksale@bjmu.edu.cn
印　　刷：北京溢漾印刷有限公司
经　　销：新华书店
责任编辑：李　娜　靳　奕　　**责任校对**：靳新强　　**责任印制**：李　啸
开　　本：787 mm × 1092 mm　1/16　**印张**：8.25　**字数**：200 千字
版　　次：2019 年 9 月第 1 版　2019 年 9 月第 1 次印刷
书　　号：ISBN 978-7-5659-2038-7
定　　价：35.00 元

本书由

北京大学医学出版基金资助出版

前言

慢性非传染性疾病（non-communicable diseases, NCDs）已经成为当今全球最主要的疾病负担也是死亡的主要原因。传统观念认为，成人 NCDs，如冠心病、糖尿病等的发生，主要由遗传和后天的生活环境所决定。但是，20 世纪后叶的一些流行病学观察结果显示，胎儿在母亲宫内的环境以及生后早期的营养状况也会影响某些成年期 NCDs 的发生风险。随着这一领域的研究成果不断增多，证据越来越有力地支持生命早期环境因素对成年期疾病和健康的影响，因此形成了“健康与疾病的发育起源理论”（Developmental Origins of Health and Disease, DOHaD）。即除了基因和成年期环境，母亲宫内环境和生后早期环境也会对某些成年期疾病的发生、发展起关键作用。

世界卫生组织（World Health Organization，WHO）提出 NCDs 干预的“生命周期理论”（Life-Course Approach）：预防和控制 NCDs 的机会覆盖生命的多个阶段，而早期干预往往为初级预防提供了最佳机会。胎儿期至生后 2 年，即生命早期 1 000 天，不仅是生长发育的关键窗口期，也是通过营养干预预防成年期慢性病的机遇窗口期，是决定其一生营养与健康状况的最关键时期。甚至一个个体在生命早期遭受的营养不良，能够产生跨代的影响。虽然这一理论可能看起来很残酷，但对于我们营养健康工作者来说，挑战也意味着机会。研究和优化生命早期的营养和环境，不仅可以提高人类整体的健康水平和延长寿命，从长远看，还可以缩小不同地区人口卫生、健康、教育甚至收入的差距，打破因病致贫的代际循环。

本书立足生命早期 1 000 天的关键窗口期，涵盖了 DOHaD 理论的产生和发展、生命早期各个时期的营养要点，在介绍生命早期营养对个体发育、常见慢性病发生风险的影响的同时，也综合最新的研究进展，介绍了生命早期营养对一生健康和疾病产生影响的可能机制；另外本书还梳理了生命早期营养干预的主要技术手段，方便对本领域感兴趣的学习者和研究者使用。

希望本书能唤起更多对生命早期营养的关注和研究，促进人类全生命周期的健康！

许雅君

2019 年 8 月

目　录

第一章　生命早期营养概论

第一节　生命早期营养范畴与理论基础

人类对健康和疾病的认识在不断发展。曾经学界认为成年期疾病，尤其是慢性非传染性疾病，往往由个体自身的遗传背景和成年期的环境因素共同决定。成年期的生活习惯、环境暴露、心理因素等对慢性疾病的发病有重要影响。而在 1989 年，英国南安普顿大学流行病学家 David Barker 教授对饥荒时期的 24 114 名孕妇的营养状况进行研究时发现，妊娠期营养缺乏的孕妇生育的子代，心血管疾病、糖代谢异常、高血压病、中心性肥胖和血脂异常等一系列代谢性疾病的发生率明显高于其他人群。在此基础上，Barker 教授于 1995 年提出了“成人疾病的胎儿起源”（the fetal origins of adult disease，FOAD）假说。FOAD 假说认为，宫内不良环境使胎儿自身代谢和器官的组织结构发生适应性调节，导致机体组织和器官在代谢和结构上发生永久性改变，进而演变为成年期疾病。这一漫长的“程序化”变化可被许多后天的环境因素放大，从而使得成人更容易罹患某些慢性疾病，或使成人疾病的发展过程加快。FOAD 假说的提出为人类慢性疾病的病因和干预研究打开了另一扇窗，常见慢性病的胎儿起源研究开始在世界范围内铺开，FOAD 假说也被越来越多的研究所证实，并得到了发展。最终在 2003 年，国际上正式形成了“健康与疾病的发育起源”（developmental origins for health and disease，DOHaD）理论。除遗传和环境因素，在发育过程的早期（包括胎儿和婴幼儿时期）经历不利因素，将会增加成年后罹患肥胖、糖尿病、心血管疾病等慢性代谢性疾病的概率。

一、健康与疾病的发育起源理论的立论基础

健康和疾病发育起源的概念将围生期暴露的一系列问题联系在一起，包括营养缺乏和过剩，在早期不同和特定敏感的发育时期，与终生健康后果联系在一起。DOHaD 理论有三个主要的立论基础，即“发育可塑性”“节俭表型假说”和“适应性反应”。

（一）发育可塑性

胎儿发育过程中，在不同子宫内环境的影响下，一种基因型能产生多种不同的生理和形态表型的现象称为发育可塑性（developmental plasticity）。虽然胎儿的基因型是一定的，但是子宫内的环境因素会影响基因的表达，有些环境因素会使得一些基因的表达受到抑制，而另一些被放大，这样宏观上就表现为不同的宫内环境按照自己的规律改变胎儿的生长发育轨迹，然而这些改变有很多会变成永久性改变，直接导致胎儿出生后的营养状态和慢性疾病易感性发生改变，并伴随个体一生。例如胎儿在宫内发育的过程中遭遇母亲营养缺乏、胎盘功能不全或者母亲某些妊娠并发症，使子宫内整体营养状况低下、胎儿能量供给不足，此时胎儿就改变其原本的发育轨迹，最常见的就是降低其生长速率来适应这样的宫内环境，结果就很容易出现低体重儿和小于胎龄儿。

（二）节俭表型假说

胎儿在发育过程中，如果遇到不利的生长环境如营养不良，胎儿将通过改变表型来适应环境，尽量使营养能够满足大脑发育的需要，这是节俭表型假说（thrifty phenotype hypothesis）。这就很可能通过降低身体其他组织器官对营养物质的利用，甚至消耗自身组织来实现，且这些表型改变经常会持续到出生后甚至个体的一生。

（三）适应性反应

机体通常会面对不同的环境影响的干扰，为了抵消部分不良影响，它会做出适应性反应（adaptive response），包括即刻的适应性反应（immediately adaptive response，IARs）和预测的适应性反应（predictive adaptive response，PARs）。胎儿在宫内发育过程中，如果遇到营养不良等不良因素，IARs 往往能够起到保护胎儿的作用。但胎儿 PARs 对健康的影响往往要取决于胎儿出生后所面临的环境：如果出生后的环境和宫内不良因素的方向一致，则 PARs 是一种保护性的适应，使得新生个体提前做好应对外界环境的有利准备；但如果出生后的环境和宫内不良因素的方向不同甚至完全相反，则 PARs 就可能成为危险因素，使得个体生后更容易患某些慢性疾病。例如在大饥荒时期孕育的胎儿，PARs 使得胎儿做好了出生后继续面临食不果腹、营养缺乏的环境。如果胎儿出生后遇到的环境仍然是食物匮乏，那么此 PARs 是合适的，新生命能够相对较好地适应从有限的食物资源中获得营养维持生命；但如果胎儿出生后遇到的是食物充足的环境，那么这一在宫内形成的 PARs 则不适合，过度的营养吸收能力很可能成为该个体罹患慢性疾病的重要危险因素。

二、生命早期 1 000 天

“生命早期 1 000 天”是指从怀孕到新生儿出生的 270 天，加上婴幼儿生后第 1 年的 365 天和生后第 2 年的 365 天，这些阶段是身体的组织、器官、系统发育成熟的关键时期，影响着新生儿对宫内环境的记忆和出生后对外界环境的应对。这 1 000 天被世界卫生组织定义为一个人生长发育的“机遇窗口期”。

一个生命的营养供给从受孕那一刻就开始了，母亲怀孕前以及整个妊娠期的营养状况对子代都会产生长远的影响，这也是“营养编程”（nutrition programming）这一概念的核心含义。“生命早期 1 000 天”理论提出生命全周期的概念，希望通过早期干预预防成年期疾病的发生，建立生命全程慢性疾病风险模型，从孕前检测及风险评估、妊娠早期营养保健、妊娠期疾病的筛查和积极治疗、饮食来干预、预防妊娠糖尿病、子痫前期、早产等，改善生命最初的状态，并通过把握 2 岁之内婴幼儿的喂养及看护，预防成年期疾病。

第二节　特定营养素在生命早期营养中的作用

生命早期营养对于机体代谢的“编程”作用已经得到动物研究的充分证实，也获得了大量人类科学证据。当处于器官和组织生长发育关键窗口期的个体遇到营养条件刺激（营养过剩或缺乏）时，代谢编程就可能被激发，而在此时期被编程的结构或功能将有可能对个体一生的健康产生影响。然而那些能够影响长期健康的营养刺激，其作用方式与其出现的时期（如在受精卵植入期、胎儿期还是出生后）有很大关系。不同的营养素对代谢编程的作用可能不同，同一种营养素对代谢编程的影响也很可能不同。这取决于该种营养素是过量还是缺乏，以及这种过量或缺乏出现在什么时期。下面介绍几种常见营养素对生命早期营养的作用。

1．蛋白质

在组织、器官和系统快速生长发育的关键时期，支持快速生长的物质基础之一就是蛋白质（protein）。很多关于蛋白质和能量补充对新生儿生长影响的研究证实，高蛋白质配方[3.0 ～ 4.0 g（kg・d）] 奶粉喂养比低蛋白质配方奶粉更有利于低出生体重儿的体重增长。婴儿时期的快速生长（包括体重增加、身长增长，以及头部发育）主要依赖于脑细胞和脂肪细胞的增长。一方面，婴儿早期整体生长的改善往往会伴随更好的神经发育，生后体重和头围的增长提示更好的神经认知发育；但另一方面，生命早期过快的体重增长会增加童年期超重和肥胖的发生风险。

2．脂肪

大脑的组织结构中脂肪的含量非常高，因此脂肪在生命早期大脑的发育中发挥着关键作用。各种原因造成的生命早期脂肪不足，尤其是在生长发育的关键时期的长链多不饱和脂肪酸不足，很可能会影响神经系统的解剖学形态和功能。由于脑组织的生长发育是分阶段的，在不同窗口期发生长链多不饱和脂肪酸（long chain polyunsaturated fatty acids，LC-PUFAs）缺乏或进行 LC-PUFAs 补充可能会产生不同的影响。例如，胎龄 18 周至 42 周，主要是轴突和树突大量生长的时期，突触形成大约从胎龄 28 周开始，一直持续到生后 18 个月；髓鞘形成从妊娠晚期开始，一直持续到青春晚期。因此，在足月儿和早产儿中得出的研究结果需要区别对待，因为后者其实还处于一个大脑快速发育（如突触快速增长）的窗口期，对外界环境因素更加敏感。值得强调的是，在进行脂类补充时必须考虑不同时期的效果。从结构上看，伴随着大脑重量的生长，人类大脑不同的认知和行为功能区域也在发育，这种发育会一直持续到青春期结束。因此童年期任何时间的脂类缺乏或额外补充都有可能会对神经功能造成长久的影响。

3．叶酸

20 世纪 90 年代，首次有证据表明妊娠期补充叶酸可减少神经管缺陷（如脊柱裂、无脑畸形或脑膨出）的发生。一项 33 个国家对 1 800 余名妇女进行的关于叶酸补充的随机临床试验发现，叶酸补充使婴儿或胎儿神经管缺陷的发生率降低了 72%。一项类似的临床试验在 4 700 余名妇女中进行，不久后也得到了同样的结果。目前认为，叶酸影响中枢神经系统发育的一个机制是通过影响编码大脑发育相关基因的甲基化修饰模式来实现的。近几十年来，围孕期和婴儿期叶酸补充剂一直是研究的焦点。诸多循证医学研究证实，围孕期（孕前到受孕的前两个月）叶酸补充对新生儿神经管缺陷的发生有较强的保护作用。更重要的是，补充叶酸一直是某些公共卫生政策关注的重点，例如在主食中强化叶酸，已经证明可以降低人群神经管缺陷的发生风险。曾有研究提示围孕期叶酸补充除了与神经管缺陷有关，也可能与其他出生结果相关，但尚未有充足的循证医学证据。

1992 年，美国公共卫生署建议所有育龄妇女每日补充 400 μg 叶酸。美国预防服务工作组建议所有计划怀孕的妇女每天服用 400 ～ 800 μg 叶酸补充剂。2012 年，世界卫生组织（World Health Organization，WHO）基于循证医学结果，建议女性从尝试怀孕的那一刻起直至妊娠期结束，每天摄入 400 μg 叶酸。不过，近年来除了单纯的叶酸补充剂，针对备孕妇女和孕妇的多种维生素（其中包含叶酸）补充剂市场在不断扩大，国际上关于过量服用叶酸的潜在副作用的研究开始出现。孕妇在妊娠期间过量补充叶酸可能会改变若干基因的表达，并可能诱导 DNA 甲基化修饰的模式异常，这些改变很可能通过促进癌前病变的进展过程而导致肿瘤的发生。这一点需要引起叶酸研究人员的注意！

4．铁

铁缺乏在世界范围内非常普遍，是公认的最常见的营养不良之一。在脑发育过程中，神经细胞发生、代谢、增殖过程都存在诸多铁依赖的变化，且很多变化相互依赖。这些都容易引起感觉和运动技能、认知和语言表现，以及社交和情感领域的变化。生命早期缺铁会影响大脑的发育，可能导致长期神经认知功能损伤、情绪和行为问题增加，而且损伤一旦形成即使后天补铁治疗仍不可逆。

不同的营养素在生命早期不同窗口期发挥着不同的作用，任何原因造成的缺乏都可能对正常的生命早期发育产生不良影响；但另一方面由于超量补充也可能存在副作用，营养素的额外补充也需要有依据，以达到利于生命早期婴幼儿正常结构和功能发育的目的。

参考文献

[1] Hoffman DJ，Reynolds RM，Hardy DB . Developmental origins of health and disease：current knowledge and potential mechanisms[J]. Nutrition Reviews，2017，75（12）：951-970.

[2] Heindel JJ，Vandenberg LN. Developmental origins of health and disease：a paradigm for understanding disease cause and prevention[J]. Current opinion in pediatrics，2015，27（2）.

[3] Barker DJ. Infant mortality，childhood nutrition，and ischaemic heart disease in England and Wales[J]. The Lancet，1986，327（8489）：1077-1081.

[4] Barker DJ. The fetal origins of coronary heart disease[J]. Acta Paediatrica，1997，86：78-82.

[5] Moneta GL. Trajectories of growth among children who have coronary events as adults[J]. Yearbook of Vascular Surgery，2007，35：12-14.

[6] Pham TD，Maclennan NK，Chiu CT，et al. Uteroplacental insufficiency increases apoptosis and alters p53 gene methylation in the full-term IUGR rat kidney[J]. American Journal of Physiology-Regulatory，Integrative and Comparative Physiology，2003，285（5）：R962-R970.

[7] Boo HAD，Harding JE. The Developmental origins of adult disease（Barker）hypothesis[J]. Australian and New Zealand Journal of Obstetrics and Gynaecology，2006，46（1）：4-14.

[8] Bateson P，Barker D，Clutton-Brock T，et al. Developmental plasticity and human health[J]. Nature（London），2004，430（6998）：419-421.

[9] Gluckman PD. Living with the past：evolution，development，and patterns of disease[J]. Science，2004，305（5691）：1733-1736.

[10] Koletzko B，Koletzko B，Cooper P，et al. Early nutrition and long-term health [J]. Pediatric Nutrition in Practie，2008，68（4）：422-429.

第二章　生命早期营养与个体生长发育

“生命早期1000天”——整个妊娠期以及生后2年，是机体各器官、组织生长发育的关键期。DOHaD学说即“多哈学说”认为，生命早期环境不良因素的刺激（妊娠期以及产后早期），引起胎儿器官的生长发育受损，会增加成年期疾病的易感性如冠心病、卒中、高血压，以及非胰岛素依赖性糖尿病、癌症等。1988年Lucas提出“营养编程”的概念：生命在早期对营养不良所做出的适应性改变可被永久性编程，并对机体产生长期甚至终生影响。胎儿及婴幼儿经胎盘及乳汁从母体获取的营养是其最早暴露的环境因素。生命早期的营养状况不仅会影响到短期的生长发育也会对长期的疾病与健康结局造成影响。本章将重点介绍生命早期营养（妊娠期及生后2年）对后代短期生长发育的影响。

第一节　妊娠期营养与胎儿宫内发育

妊娠期是生命早期1 000天的机遇窗口期的起始阶段，母亲的营养物质经过胎盘，源源不断地输送给胎儿，因此，母亲的营养状况直接影响到对胎儿的营养供给。妊娠是育龄妇女特殊的生理活动，与非孕妇女相比，为了满足胎儿的生长发育以及适应母亲生理状况和代谢水平的变化，孕妇对营养的需求有所增加。营养作为重要的环境因素，不仅影响母亲本身的健康，也会对宫内胎儿的生长发育造成不良影响。妊娠期营养不良包括营养不足和营养过剩，通过调节胎儿基因的表达引起代谢失衡、器官功能障碍、激素水平紊乱、细胞信号转导异常。本节我们将会介绍能量和蛋白质、脂肪等宏量营养素，以及叶酸、铁、碘、锌等特殊营养素对胎儿宫内生长发育的影响。

一、妊娠期营养素摄入与胎儿宫内发育

孕妇生殖器官的增大、胎儿的生长发育，以及为产后泌乳而进行的营养储备，决定了孕妇对各种营养素的需求在非孕妇女的基础上有所增加。妊娠不同时期，胎儿的生长发育速度、部位，决定了孕妇不同时期的营养需要。不论是宏量还是微量营养素，对妊娠期不同时期母亲的健康和胎儿的生长发育都至关重要。

（一）妊娠期能量摄入与胎儿宫内发育

由于妊娠期对能量的需求增加，美国营养与饮食学会（Academy of Nutrition and Dietetics，AND）建议妊娠中期孕妇每天应增加340 kcal的能量。妊娠晚期孕妇每天应增加450 kcal的能量。中国营养学会建议在正常成年女性（1 800 kcal/d）基础上，妊娠中期孕妇每天应增加300 kcal的能量，妊娠晚期孕妇每天应增加450 kcal的能量。反映妊娠期能量摄入是否平衡最直观的指标就是妊娠期增重。能量摄入失衡包括能量摄入不足或能量摄入过剩，这将直接影响到孕妇的体重，进而影响胎儿的宫内发育以及妊娠结局。

1．妊娠期能量摄入不足对胎儿宫内发育的影响

妊娠期，孕妇除了维持自身的能量需求外，还要负担胎盘增长和胎儿生长发育所需的

能量。因此，适宜的能量对孕妇机体及正在生长发育的胎儿至关重要。母亲妊娠期增重与胎儿的生长之间存在线性关系。妊娠期，特别是妊娠中晚期能量摄入不足，易使胎儿生长发育迟缓。人群流行病学研究发现，妊娠期能量摄入与胎儿的生长发育有关，能量摄入不足会引起胎儿生长发育受限，并且增加早产的风险。荷兰饥荒队列研究发现，妊娠晚期能量摄入不足，胎儿宫内生长发育速率会减慢。动物研究也表明。妊娠期增重不足，会引起子代宫内生长发育受限，出生体重降低。妊娠期同时也是胎儿脑发育的关键期，胎儿脑细胞的快速增殖期是妊娠第30周至生后1年左右。因此，妊娠后期能量摄入是否充足直接关系到胎儿的脑发育，还可能影响之后儿童的智力。

各国为保证孕妇妊娠期增重适量，均制定了妊娠期能量的推荐摄入量。然而除了膳食因素外，孕前体重情况也是影响妊娠期增重的重要因素之一，我们知道孕前的营养状况对妊娠期营养状况有影响。研究发现孕前肥胖的女性，如果按照妊娠期膳食能量摄入的推荐量增加能量的摄入，反而不利于胎儿宫内的生长发育，增加不良妊娠结局的发生风险。因此美国医学研究所（Institute of Medicine，IOM）针对妇女孕前不同的体重指数，制定了妊娠期适宜增重推荐值，为促进妇女妊娠期适宜增重提供参考。目前，我国尚缺乏足够的数据来制定妊娠期适宜增重推荐值。

2．妊娠期能量摄入过多对胎儿宫内发育的影响

不论是在发达国家还是发展中国家，育龄妇女超重及肥胖的比例均呈上升趋势。妊娠期能量摄入过剩引起的生育性超重、肥胖已经成为全球性的公共卫生问题。妊娠期肥胖是不良妊娠结局重要的危险因素，一方面增加母亲妊娠糖尿病、妊娠高血压的发生风险；另一方面也会影响胎儿的宫内发育，引起胎儿产时窒息、神经管缺陷（NTDs）、早产、死产、巨大儿等。孕妇肥胖造成胎儿及子代不良健康结局的确切机制，目前仍不十分清楚。有研究者认为，胎儿的某些代谢通路异常、激素调节功能障碍，以及DNA甲基化修饰改变可能是重要的机制。动物实验的研究结果，为研究者提供了一定的证据支持：McCurdy利用动物模型研究妊娠期肥胖对胎儿宫内发育的影响，结果发现肥胖母亲的子代在胎儿期出现了明显的脂肪肝相关的症状，三酰甘油及肝磷酸烯醇式丙酮酸羧激酶水平升高。表观遗传修饰的改变可能也是母亲肥胖引起胎儿异常发育的重要的分子机制。

（二）蛋白质对胎儿宫内发育的影响

蛋白质是一切生命活动的物质基础，孕妇的营养状况特别是蛋白质的摄入状况是影响胚胎存活、生长和发育的决定性因素。足月龄胎儿体内含400 ~ 800 g蛋白质，加上胎盘及孕妇自身有关组织增长的需要，共需蛋白质约900 g，这些蛋白质在妊娠期间不断从食物中获得。在胎儿早期，肝尚未发育成熟而缺乏合成氨基酸的酶，胎儿体内的所有氨基酸均为胎儿的必需氨基酸，需要由母亲提供。因此，与正常非孕妇女相比，孕妇需要适当地增加蛋白质的摄入，来维持自身以及胎儿生长发育的需要。中国营养学会推荐妊娠早、中、晚期分别增加5 g、15 g、20 g蛋白质的摄入，并且优质蛋白质至少占蛋白质总量的1/3以上。

母亲血浆氨基酸经胎盘发生逆浓度梯度的主动转运，有研究证实，胎儿血浆中游离氨基酸的浓度高于母亲血浆氨基酸的转运水平。随妊娠期的进展，胎儿对氨基酸的摄取量逐渐增加，至孕6个月时达妊娠早期的30倍，之后维持相对稳定的水平。

妊娠期蛋白质摄入不足会对胎儿的生长发育造成不良影响：氨基酸对于蛋白质以及其

他含氮物质如儿茶酚胺、多巴胺、一氧化氮、甲状腺激素等的合成至关重要。另外，特殊氨基酸参与细胞信号通路和代谢调节。妊娠期蛋白质摄入不足，胎盘发育所需的氨基酸供给受限，导致胎盘发育不良，引起胎儿宫内生长发育受限。此外，妊娠期蛋白质摄入不足还会导致胎儿腹部脂肪的大量堆积。建立妊娠期蛋白质摄入受限的动物模型，发现母亲妊娠期蛋白质摄入不足，会引起胎儿宫内生长发育受限，影响胎儿体成分、代谢及激素水平。妊娠期蛋白质 - 能量营养不良除了影响胎儿的体格发育外，也会影响其神经系统的发育，妊娠期蛋白质 - 能量营养不良的母亲其子代脑组织重量、脑细胞数目，以及脑组织中各种酶的含量及活性均低于对照组；同时，母亲蛋白质 - 能量营养不良发生的时间越早，持续时间越长，对胎儿体格以及神经系统的发育产生的影响就越大，甚至会出现不可逆的异常改变。在动物模型中，若在其孕 5 ～ 21 天限制蛋白质的摄入，发现与对照组相比，实验组仔鼠出生时脑细胞数量减少 15%；将妊娠期大鼠蛋白质供能比由 30% 降低至 6%，发现仔鼠出生时脑组织 DNA 及脑细胞数目减少。而关于蛋白质缺乏引起的胎儿宫内发育异常的人群流行病学研究较为缺乏，英国一项妊娠妇女队列研究发现，若妊娠晚期减少富含蛋白质食物的摄入，蛋白质摄入量每减少 1 g，胎盘的质量降低 1.4 g，出生体重降低 3.1 g。该人群研究提示蛋白质摄入不足会影响胎盘的发育，而胎盘是母胎营养物质交换的重要媒介，胎盘发育不良势必会影响宫内胎儿的生长发育。

妊娠期蛋白质摄入过多，同样也会引起胎儿生长发育受限，这主要是因为过多的蛋白质摄入导致氨基酸负荷过重，血浆中氨基酸代谢产物氨类物质增加，造成氨中毒，这会增加胚胎死亡风险。氨中毒导致胎盘对某些氨基酸的转运能力下降，胎儿因体内氨基酸缺乏而造成蛋白质合成不足。此外，氨基酸其他代谢产物如吲哚、同型半胱氨酸、H_2S 也会损害胚胎的存活和胎儿的生长。

妊娠期适宜蛋白质的摄入对于胚胎的存活以及胎儿的生长发育至关重要。在妊娠期，蛋白质代谢产生的特定的氨基酸参与胚胎着床、胎盘生长、血管生成，以及营养物质的母胎转运等关键环节，蛋白质摄入不足或过量都会造成氨基酸失衡，导致胚胎死亡且会破坏胎儿的生长发育。除了短期的影响外，孕妇蛋白质营养不良会对宫内生长发育受限的新生儿的健康造成长远的影响，这种不良健康效应会一直持续至成年期。

（三）脂类对胎儿宫内发育的影响

脂类是人类膳食能量的重要来源，妊娠期需要 3 ～ 4 kg 的脂肪储备以备后期泌乳。此外，膳食中的磷脂及其中的多不饱和脂肪酸对人类生命早期脑组织和视网膜的发育有着重要的作用，这也就决定了妊娠期对脂肪以及脂肪酸等有特殊需求。

妊娠期间，母亲通过调节自身代谢（包括脂肪代谢），来维持对胎儿源源不断的营养物质供应：妊娠早中期，是母亲的脂肪储备期，母亲净体重（除去胎儿组织）增加；妊娠晚期，脂肪细胞中的酯酶加速分解前期储备的脂肪。脂肪的分解产物随血液循环进入肝，合成三酰甘油并与载脂蛋白结合，促进其在循环中的转运。载脂蛋白具有酯酶活性，与载脂蛋白结合的三酰甘油被水解生成少量的 LC-PUFAs，并以游离脂肪酸的形式存在于血液循环中。尽管三酰甘油不能经胎盘直接转运至胎儿体内，但是，其上的脂蛋白受体具有脂蛋白酶活性和胞内酯酶活性，能够分解三酰甘油，并使其产物——脂肪酸以简单扩散的方式经胎盘进入胎儿体内。此外，母亲血浆内的游离脂肪酸也是胎儿 LC-PUFAs 的重要来源。脂肪酸经胎盘的转运机制还不十分清楚，但是已有研究表明，胎盘对脂肪酸的转运具有选择性，这种选择性使得胎儿体内某些脂肪酸的水平高于母亲。有文献报道，与α-亚麻酸相比，二十二碳六烯酸（docosahexaenoic acid，DHA）能够优先由母亲转运至胎儿。

脂类是胎儿神经系统的重要组成部分，脑组织是全身磷脂含量最多的组织，脑细胞在增殖、生长过程中需要一定量的必需脂肪酸。孕20周开始，胎儿脑细胞分裂加速，作为脑细胞结构和功能成分的磷脂是脑细胞分裂加速的前提，而长链多不饱和脂肪酸如花生四烯酸（arachidonic acid，AA）、DHA为脑磷脂合成所必需。研究证实，DHA是细胞磷脂的主要结构脂肪酸，尤其在视网膜及中枢神经细胞膜中。在生长发育关键期，脂肪缺乏特别是LC-PUFAs缺乏会影响神经系统的结构和功能。在生长发育不同的窗口期，LC-PUFAs的补充和缺乏会对机体产生不同的影响，这是由于不同时期，大脑发育的部分是不同的：在胎儿期，神经细胞轴突和树突的生长发育主要发生在孕18周至42周；孕28周突触开始形成；在孕末期，髓鞘开始形成。如前文所述，胎儿体内LC-PUFAs的合成速率较低，因此母亲LC-PUFAs是胎儿LC-PUFAs的重要来源，两者呈线性关系。孕妇膳食脂肪酸摄入不足，会影响进入胎儿体内的脂肪酸的水平，最终影响胎儿神经系统的发育和成熟。研究表明，母亲妊娠期ω-6和ω-3脂肪酸的水平与新生儿的生长以及头围有关，脐带血中DHA水平升高能够改善新生儿神经系统的发育。

孕妇适当地补充不饱和脂肪酸，能够增加胎儿体内不饱和脂肪酸的水平，保证胎儿神经系统的正常发育。然而，过多摄入不饱和脂肪酸，可能会对胎儿的发育不利。食物中不饱和脂肪酸含量越高，越容易发生脂质过氧化。不饱和脂肪酸的过量摄入，可能会降低机体的抗氧化能力，增加对氧化损伤的易感性。动物实验表明，妊娠期过量不饱和脂肪酸的摄入会损伤胎儿的生长发育。

（四）妊娠期微量营养素的摄入对胎儿宫内发育的影响

孕妇由于自身的生理状态以及胎儿生长发育的需要，也是某些特定微量元素缺乏的易感人群。微量元素在人体内的含量很少，却是正常的生命活动不可或缺的。如叶酸对预防胎儿神经管缺陷、母亲高同型半胱氨酸血症，促进红细胞成熟和合成血红蛋白极为重要；维生素A对胎儿器官、骨骼的发育及成熟，视力的发育以及免疫功能的维持至关重要；维生素D参与胎儿骨骼的形成、维持血钙平衡，对细胞分化、免疫以及炎症反应也具有调节作用；铁为孕妇提供合成血红蛋白的原料，并保证胎儿出生后有足够的铁储备以预防婴幼儿缺铁性贫血；碘是合成甲状腺素的原材料，能够调节新陈代谢和促进蛋白质的合成；锌与胎儿发育和先天性畸形有关。本部分将介绍叶酸、维生素A、铁、碘、锌等微量元素对胎儿宫内生长发育的影响。

1．叶酸对胎儿宫内发育的影响

叶酸是一种水溶性B族维生素，对细胞的分裂和生长及核酸、氨基酸、蛋白质的合成起着重要的作用。孕妇对叶酸的需求量比正常人高4倍。妊娠早期是胎儿器官系统分化、胎盘形成的关键时期，细胞生长、分裂十分旺盛，此时叶酸缺乏可导致胎儿畸形。

妊娠期间，由于血容量增加导致的血浆稀释以及尿中叶酸排出增加，血浆以及红细胞中的叶酸水平下降，而胎儿体内的叶酸水平则可以维持较高浓度。这是因为，胎盘富含与叶酸结合的蛋白质，可逆浓度梯度地主动将母亲的叶酸转运至胎儿体内。

20世纪90年代初，学术界首次发现妊娠期补充叶酸能够降低神经管缺陷（如脊柱裂、无脑畸形、脑膨出）的发生率。1990年，中美预防神经管缺陷合作项目正式启动，经过中美科学家对 25 万例新婚妇女及其妊娠结局的追踪观察，发现若在备孕期间就服用 0.4 mg 叶酸，在神经管缺陷高发区能预防 85% 的神经管畸形，在神经管缺陷低发区可预防 41%。之后，一项在 33 个国家开展的涉及 1 800 名妇女的临床随机对照试验表明围孕期补充叶酸，能够减少 72% 的神经管缺陷的发生率。另外，一项涉及 4 700 名孕妇的临床随机对照研究也得出了相似的结论。叶酸影响中枢神经系统发育的主要机制在于叶酸参与调节编码大脑发育的 DNA 甲基化模式，一项 meta 分析证实了此观点。另有研究表明，生育神经管缺陷的母亲体内调控甲硫氨酸合成酶的异常基因是正常人的 3 倍，神经管缺陷儿体内也含有这种异常基因。最近，国际 Cochrane 协会关于 2010—2015 间叶酸补充剂预防神经管缺陷的 meta 分析表明，在怀孕前一段时间至怀孕后的前两个月，叶酸补充剂能够有效地预防新生儿神经管缺陷的发生。除预防神经管缺陷外，一些研究表明，叶酸摄入不足对妊娠结局有多种负面影响，包括低出生体重和胎盘早剥等，在发展中国家还有常见的巨幼细胞贫血。叶酸和维生素 B_{12} 参与同型半胱氨酸甲基化形成蛋氨酸的过程。在挪威大规模的回顾性研究中发现，血浆总同型半胱氨酸浓度增加，使早产的风险增加 38%，娩出极低体重儿的风险增加 100%；

叶酸预防神经管缺陷与补充剂量有关。1992 年，美国国家疾病预防控制中心推荐所有育龄妇女每天应补充 400 μg 叶酸补充剂；2009 年，美国预防服务工作组建议备孕妇女每天应补充 400 ～ 800 μg 叶酸补充剂；2012 年，WHO 根据国际 Cochrane 协会的最新研究，建议育龄妇女从备孕时至妊娠期每天应补充 400 μg 叶酸补充剂；中国营养学会建议每天补充 400μg 叶酸补充剂，从孕前 2 ～ 3 个月开始服用，一直服用到孕 3 个月或涵盖整个妊娠期。妇女补充叶酸已经成为一项公共卫生政策：在欧美，政府推行叶酸强化食品；在中国，免费为妇女发放叶酸已经成为国家基本公共卫生服务项目。

尽管叶酸预防神经管缺陷、出生缺陷效果显著，但是过度服用叶酸的情况也越来越受到社会广泛的关注。有研究者认为，妊娠期补充过量叶酸可能会改变某些基因的表达，引起基因甲基化模式异常，而基因甲基化异常可能是肿瘤发生的机制之一；其次，叶酸的摄入与 NK 细胞的杀伤功能呈现倒 U 型相关，当叶酸摄入过量时 NK 细胞的杀伤功能下降。

2．其他维生素对胎儿宫内发育的影响

（1）维生素 A：维生素 A（视黄醇，retinol）缺乏是重要的女性公共卫生问题，影响世界大约两千万的妊娠妇女。妊娠期间，维生素 A 对于母亲健康以及胎儿的健康和生长发育尤为重要。胎儿细胞分化、器官和骨骼的生长和成熟需要维生素 A；另外，维生素 A 对免疫功能的维持、胎儿视觉的发育、母亲的眼健康和暗视力也非常重要。

维生素 A 属于脂溶性维生素，在母亲内有一定的储备量。母亲血浆维生素 A 的浓度通常高于胎儿体内的浓度，维生素 A 以简单扩散的方式经胎盘进入胎儿体内。有研究发现，母亲血浆中与专一运载蛋白结合的视维生素 A 可以被胎儿摄取。在妊娠晚期，胎儿可自身合成视黄醇结合蛋白，当母亲维生素 A 摄入不足引起储备量下降时，胎儿仍可维持体内一定的维生素 A 水平。

整个妊娠期母亲和胎儿对维生素 A 缺乏都比较敏感，特别是妊娠晚期，极易发生维生素 A 缺乏。这是因为此时胎儿发育加速，母亲出现生理性血容量增加。轻度缺乏维生素 A 的孕妇，依然可以维持胎儿对维生素 A 的需求，但是自身维生素 A 的储备量会下降；当妊娠晚期维生素 A 严重缺乏时，夜盲也十分普遍。动物研究发现，妊娠期维生素 A 缺乏会导胎儿死胎和畸胎发生；人群研究发现，贫困地区的孕妇维生素 A 营养状况差，与早产、宫内发育迟缓，以及低出生体重有关。

维生素A的过量摄入具有致畸作用。动物实验证明，维生素A过量摄入，可导致胚胎吸收、流产、新生儿出生缺陷。妊娠早期每天大剂量摄入维生素A的孕妇，相对于适量维生素A摄入的孕妇，娩出畸形儿的相对危险度为25.6；而大量摄入类胡萝卜素一般不会引起毒性作用，原因是类胡萝卜素在体内转化成维生素A的速率较慢。WHO对孕妇维生素A的推荐摄入量是每天800 μg（RE），中国营养学会推荐妊娠早期孕妇每天应摄入700 μg（RE），妊娠中、晚期每天应摄入770 μg（RE）。

（2）维生素D：维生素D与甲状旁腺激素和降钙素共同维持血钙水平，通过调节钙磷稳态维持骨骼代谢。维生素D同时也参与机体多种功能的调节，维生素D通过维生素D受体，参与生长发育、细胞分化、免疫功能，以及调节炎症反应。

维生素D的活性形式为1, 25-$(OH)_2D_3$，在孕妇体内含量与孕妇膳食维生素D的摄入有关。活性1, 25-$(OH)_2D_3$以游离和结合两种形式存在于在血液循环中，孕妇血液中两种形式均升高，妊娠晚期可增加1倍。维生素D同维生素A一样，也属于脂溶性维生素，以简单扩散的方式经胎盘进入胎儿体内，参与胎儿的骨骼代谢以及发挥多种调节作用。研究发现，除肾外，妊娠动物胎盘也能进一步羟化25-OH-D_3为1, 25-$(OH)_2D_3$。

妊娠期维生素D的缺乏增加孕妇先兆子痫、妊娠高血压的发生风险，引起早产、娩出小于胎龄儿、胎儿骨骼发育障碍、婴幼儿佝偻病，以及母亲其他组织特异性问题如免疫功能障碍、胎盘异常植入、异常的血管生成、过度的炎症反应和高血压。母亲的异常也将引起宫内环境的改变，进而影响胎儿正常的生长发育，甚至改变胎儿编程，影响其出生后以及成年后的健康。适当地摄入维生素D补充剂有助于改善母亲维生素D的营养状况，并且对胎儿和新生儿维生素D的利用有积极的影响。给予维生素D缺乏的女性10 μg/d维生素D，可降低新生儿低钙血症、手足搐搦以及母亲骨质软化的发生率；补充25 μg/d维生素D可提升婴幼儿的身长和体重。

维生素D摄入过量也会产生一定的毒性作用，引起维生素D过多症。当每天维生素D的摄入量超过20 000 IU时，机体会表现出明显的中毒症状，如高血钙、高尿钙。严重的维生素D中毒可导致死亡。

孕妇是维生素D缺乏的易感人群，定期评估维生素D的营养状况对于预防维生素D缺乏十分必要。25-(OH)D是维生素D的代谢产物之一，它半衰期较长且不易受血液中甲状旁腺激素和降钙素的影响，是反映机体维生素D营养状况的常用指标。然而，当前关于血液中什么水平的25-(OH)D能够到达良好的健康效应，依然存在争议。IOM认为血液中25-(OH)D水平超过50 nmol/L（20 ng/ml）表明孕妇维生素D的营养状况良好；然而，有些研究者认为应当适当提高划界值，将超过75 nmol/L（30 ng/ml）视为孕妇维生素D的营养状况良好。

日光照射皮肤合成维生素D、膳食以及维生素D补充剂是维生素D的主要来源，日光照射是人体获得充足有效的维生素D的最好来源，成年人如果经常接触阳光，一般不会发生维生素D缺乏。维生素D的食物来源主要是动物性食物如海鱼、动物肝、蛋黄等，鱼肝油制剂也是补充维生素D的良好选择；牛奶和乳汁是维生素D的较差来源；植物性食物中也只含有少量维生素D。WHO和联合国粮食及农业组织（Food and Agriculture Organization，FAO）推荐孕妇每天维生素D的适宜摄入量为5 μg（200 IU）。中国营养学会推荐孕妇每天维生素D的适宜摄入量为10 μg（400 IU）。

3．矿物质对胎儿宫内发育的影响

（1）铁：铁缺乏是最常见的营养不良形式，也是世界性的主要营养问题之一。铁在人体中参与多种重要的生理功能，是血红蛋白、肌红蛋白、细胞色素、细胞色素氧化酶及过氧化氢酶的组成成分，还可激活琥珀酸脱氢酶、黄嘌呤氧化酶等的活性，参与体内氧的运输和组织的呼吸过程。机体铁维持正常的造血功能，铁缺乏可影响血红蛋白的合成，甚至影响 DNA 的合成及幼红细胞的增殖。铁对于维持正常的免疫功能也具有重要的作用。此外，在大脑发育过程中，铁还参与一系列的神经生化反应，这与神经递质代谢、神经系统的解剖学结构有关：当机体铁缺乏时，会出现感觉、运动功能异常，认知、语言功能障碍，社交和情绪障碍等。

在妊娠期，母亲充足的铁摄入和吸收，是维持胎儿体内铁水平的关键。母亲血清中的铁经胎盘进入胎儿体内。妊娠期血容量增加，红细胞数量增加。在妊娠中期，为满足红细胞生成的需要，血清中铁蛋白水平迅速下降。在孕 39 周后，母亲对铁的吸收显著增加。血清转铁蛋白携带来自母亲血清的铁，与胎盘合体滋养层细胞顶端的铁蛋白受体结合，通过胞吞作用进入细胞，转铁蛋白返回母亲的血液循环，铁被释放进入胎盘细胞。当母亲铁营养状况不良时，胎盘的铁转运调节系统将无法维持转运至胎儿体内的铁水平。

孕妇、育龄妇女是铁缺乏的高危人群，孕妇长期铁缺乏会引起缺铁性贫血。2011 年 WHO 数据显示全球约有 38.2% 的孕妇发生缺铁性贫血。母亲缺铁性贫血一方面增加母亲围生期疾病和死亡的发生风险，另一方面，由于母亲贫血，胎盘及胎儿的供氧不足，常引起胎儿宫内发育迟缓，它也是不良妊娠结局（如低出生体重、早产及死胎等）的重要危险因素，而且贫血孕妇的胎儿本身也容易发生早产或死产。此外，大量研究表明妊娠期缺铁性贫血会引起胎儿体内铁储备不足，缺铁性贫血母亲娩出的新生儿血清中铁蛋白水平较低。铁通过参与相关酶和血红蛋白的构成在髓鞘发生、树突形成、突触生成、神经传递等重要的神经发育和成熟过程中发挥重要的作用。不同时间大脑铁缺乏，可能会引起不同的健康效应，胎儿 / 新生儿动物模型的研究结果发现：海马区是学习记忆相关的重要功能区，在胎儿晚期以及新生儿早期迅速发育，对铁缺乏十分敏感，是早期铁缺乏导致功能下降的主要脑功能区。生命早期（胎儿期及产后 2 年）是大脑快速发育的关键期。胎儿期的铁供给不足将会引起大脑发育异常，而这种异常即使产后补充铁剂也无法逆转，可能会造成儿童的认知和行为异常。

（2）碘：碘是人类和动物必需的微量元素之一，人体含碘 20 ～ 50 mg，其中 50% 集中在甲状腺内。碘作为合成甲状腺的原料参与机体的代谢调节，包括参与能量产生、蛋白质的合成，并在神经系统发育中发挥重要作用。对孕妇而言，碘通过甲状腺素影响胎儿的体格和智力发育。

妊娠期代谢水平增加，激素水平发生变化，孕妇甲状腺功能产生适应性调整，从妊娠早期至妊娠中期血清 T4 和 T3 水平明显增加，到妊娠晚期，血清 T3 和 T4 水平趋于稳定。与非孕妇女相比，孕妇甲状腺素增加 50%，而尿碘排出增加了 30% ～ 50%。因此，为了维持母亲自身以及胎儿生长发育的需要，妊娠期对碘的需求明显增加。在妊娠晚期，母亲碘通过胎盘转运至胎儿体内，合成胎儿的甲状腺素。甲状腺素参与神经细胞的产生和生长、突触和髓鞘的形成。因此，母亲及胎儿甲状腺素对胎儿神经系统发育的调节至关重要。

碘缺乏产生的一系列健康效应主要是由于甲状腺素合成不足。甲状腺素缺乏会引起各个年龄、性别的人群出现碘缺乏病。妊娠期及童年早期出现碘缺乏，其造成的不良健康结局更加严重甚至不可逆转。母亲妊娠期碘摄入不足，引起胎儿和母亲的T4水平下降，即出现低甲状腺素血症，可导致胎儿甲状腺功能不良，从而引发以生长发育迟缓、认知能力降低为标志的不可逆转的克汀病。妊娠期碘缺乏还与胎儿及母亲的甲状腺肿有关。在妊娠期的不同阶段，碘缺乏引起的甲状腺功能减退导致的神经损害不同，妊娠早期更为严重。因此，在妊娠早期纠正母亲的碘缺乏可以预防克汀病。据WHO估计，全世界有两千万人患有因母亲碘缺乏所致的大脑损害，而妊娠早期补碘可成功预防这些损害。

碘缺乏仍然是一个重要的国际公共卫生问题。在碘缺乏地区，孕妇通过水和食物摄取的碘少，甲状腺素合成减少，从而导致母亲甲状腺功能减退、新陈代谢水平降低，因此减少了胎儿的营养供应。当母亲碘摄入量低于25 μg/d时，地方性克汀病发生。尤其在妊娠期的前20周，孕妇对碘的需要量明显增加，碘缺乏流行区的孕妇会发生明显的亚临床甲状腺功能减退，导致孕妇流产、死亡，子代的先天畸形、甲状腺肿、克汀病、脑功能受损等。当前为了预防孕妇碘缺乏，许多国家建议妊娠期补充一定量的碘制剂：WHO推荐孕妇每天补充250 μg的口服碘剂，美国、澳大利亚的推荐剂量为每天150 μg，中国营养学会推荐妊娠期碘参考摄入量为230 μg/d。采用食盐强化碘预防高危人群的碘缺乏也取得了显著成效。

（3）锌：成人体内的锌含量为2.0 ~ 3.0 g，分布于人体的所有组织、器官、体液及分泌物中。锌是体内200多种酶的活性成分，如碳酸酐酶、碱性磷酸酶、RNA聚合酶等，参与细胞的分化和基因表达、核酸和蛋白质代谢，对生长发育、智力发育、免疫功能、物质代谢和生殖功能等具有重要的作用。

妊娠期间潴留在母亲和胎儿组织中的锌总量为100 mg，其中约有53 mg存在于胎儿体内。血浆中的锌水平一般在妊娠早期开始下降，直至妊娠期结束，妊娠期结束时产妇比非孕妇女低35%。胎儿对锌的需要在妊娠末期最高，此时胎盘主动转运锌量为0.6 ~ 0.8 mg/d。

在妊娠期，母亲锌的需要量约为100 mg，其中一半以上进入胎儿体内，母亲血浆中的锌水平降低；此外，妊娠期的生理改变使得孕妇对锌的需求增加。此时，如果锌摄入不足，很容易引起孕妇妊娠期锌缺乏。由于锌的重要的生理功能，母亲锌的营养状况可能会影响妊娠结局和胎儿的生长发育。

当前，严重锌缺乏的情况比较少见，轻至中度的锌缺乏则较为普遍。世界上孕妇平均每天锌的摄入量为9.6 mg，低于WHO推荐的每天15 mg。动物实验研究发现，妊娠期锌缺乏会增加自发性流产、死胎的风险，还会引起多种先天性畸形。胎儿各个器官均受到影响，出现心脏、肺、脑的形态异常，泌尿及骨骼系统的畸形。这些器官、系统畸形可能与锌缺乏引起的核酸、蛋白质合成障碍，细胞生长和形态发生异常，微管蛋白聚合异常，染色体缺陷和细胞膜过度脂质过氧化等有关。除了对胎儿宫内发育造成影响外，母亲锌缺乏也会对子代产生长期的不良健康效应如生长发育异常、免疫系统功能障碍、代谢紊乱等。如妊娠早期锌缺乏，会引起胎儿神经发育畸形以及宫内生长受限；妊娠晚期锌缺乏，会影响胎儿神经元的生长，造成其大脑结构异常和行为障碍。部分人群研究发现，锌营养状况不良的孕妇，不良妊娠结局的发生风险增加。血清锌水平低或者白细胞锌浓度较低与产程延长、早产、娩出小于胎龄儿（small for gestational age infant，SGA）、胎儿宫内生长受限，以及娩出低出生体重儿有关。尽管动物实验以及部分人群观察性研究均表明妊娠期锌缺乏与不良妊娠结局和胎儿生长发育异常有关，但是临床试验研究并未得出一致且明确的结论。2015年，国际Cochrane协会关于妊娠期补充锌的一项meta分析表明，妊娠期补充锌制剂能够将早产的发生风险降低14%，但是这些干预性研究均在低收入女性以及围生期死亡率较高的地区中开展。除此之外，并没有充足的证据证明妊娠期补充锌制剂能够减少其他的不良妊娠结局以及改善胎儿的生长发育情况。因此，从整体上改善妊娠期整体营养状况成为当务之急，而不是仅仅关注于某种微量元素或锌元素营养状况的改善。

第二节　生命早期营养与婴幼儿生长发育

出生后至满 2 周岁，构成生命早期 1 000 天关键窗口期中 2/3 的时长，是儿童体格和智力发育的关键期，良好的营养是儿童近期和远期健康最重要的保障。然而，该阶段的儿童也最容易发生营养不良。婴儿期是出生后生长发育的第一个高峰期，营养摄入不足，会引起婴儿生长发育迟缓。此时婴儿的免疫系统还未发育成熟，营养缺乏将增加婴儿感染的风险；更为重要的是，该阶段也是神经系统发育的关键期，营养缺乏会影响脑的正常发育过程，最终影响智力发育。

科学合理的喂养方式是保证儿童营养充足的基础，母乳是婴儿最理想的食物，纯母乳喂养能够满足 6 月龄内婴儿所需要的全部液体、能量和营养素，有利于肠道健康微生态环境建立和肠道功能成熟，降低感染性疾病和过敏反应的发生风险。6 月龄后，尽管母乳依然是婴儿重要的营养来源，但随着乳汁成分的改变、婴幼儿自身生理结构和功能的发展，单一的母乳喂养已经不能完全满足婴幼儿对能量及营养素的需求，此时应在母乳喂养的基础上添加辅食以满足该阶段婴幼儿的营养需求。

随着社会经济的发展、人们生活水平的提高，儿童营养过剩也成为当前社会关注的重点问题。当前全球面临着儿童营养不足和营养过剩的双重挑战。生命早期能量、蛋白质的过度摄入，以及糖、钠盐，以及饱和脂肪的大量摄入不仅会引起儿童代谢紊乱、体成分改变，导致超重和肥胖的发生，而且这种不良健康效应也会持续至成年期甚至伴随终生。本节将会介绍生命早期能量、蛋白质、脂肪等宏量营养素以及维生素 A 等微量营养素对婴幼儿生长发育的影响，同时介绍母亲的营养状况对乳汁成分的影响。

一、生命早期营养素摄入对婴幼儿生长发育的影响

婴幼儿生长发育迅猛、代谢旺盛，需要足量、优质的营养素供给，以满足正常生理功能活动和生长发育的需要。而且婴幼儿的消化吸收功能尚不够完善，对营养素的吸收和利用受到一定限制。因此如果喂养不当，容易引起其消化功能紊乱、营养不良，影响婴幼儿的生长发育。

（一）生命早期能量及产能营养素摄入对婴幼儿生长发育的影响

1．能量摄入与婴幼儿生长发育

婴幼儿时期能量供给主要用于基础代谢、食物特殊动力作用、身体活动、生长发育消耗，以及排泄等生命活动。基础代谢所需的能量占总能量的 50% ~ 60%，并随着年龄的增长逐渐减少；食物特殊动力作用在婴儿期占总能量的 7% ~ 8%，幼儿期约占 5%；身体活动消耗的能量存在较大的个体差异；生长发育消耗的能量主要包括机体生长发育中形成新的组织所需要的能量，新生儿期占总能量的 25% ~ 30%，至 1 岁时降低至 5%；另外部分排出体外的未被消化的食物丢失的能量约占总能量消耗的 10%。体重增加是判断婴幼儿能量供给是否适宜的常用指标。

膳食中的脂肪、碳水化合物、蛋白质是婴幼儿能量的来源。对于6月龄内的婴儿，乳汁中的脂肪是其最主要的能量来源，脂肪供能约占总能量的50%。随着辅食的添加，碳水化合物取代脂肪成为婴儿主要的能量来源，并且与脂肪一起维持婴幼儿生长发育所需的能量需求。蛋白质也可以氧化分解产生能量，但其最主要的生物学功能是维持机体蛋白质的合成和更新。婴幼儿期是生长发育的高峰期，在生后6个月，婴儿体重加倍，生后1年，婴儿体重是出生体重的3倍，因此婴幼儿每单位体重的脂肪和碳水化合物的供能远超过成年人。

婴幼儿能量摄入不足，则身体活动能力下降、生长发育减缓，出现生长迟缓甚至停滞。在长期能量缺乏的情况下，为满足机体对能量的需求，机体会分解蛋白质来供能，导致蛋白质缺乏，最终将会出现蛋白质-能量营养不良。婴幼儿常发生的蛋白质-能量营养不良为Marasums，即蛋白质和能量严重缺乏，同时伴有维生素和矿物质的严重缺乏，患儿通常表现为消瘦、焦虑、淡漠、毛发稀疏、皮肤干瘪，常因感染其他疾病而死亡。

当能量摄入过多，超过机体的需求时，脂肪沉积加快、体重增长加速。在婴幼儿期，脂肪沉积是正常生长发育的一部分，皮下脂肪或体脂常作为衡量脂肪沉积速率的指标。一般在生后4个月内，脂肪沉积加快，之后逐渐减慢直至6岁；出生后婴幼儿体脂率逐渐增加直至6月龄开始下降。能量摄入过多可导致婴幼儿肥胖，通常认为婴幼儿期肥胖与儿童期、青少年期和成年期代谢紊乱有关，会增加成年期肥胖的发生风险；然而近来有研究者提出不同的观点，认为婴幼儿期肥胖与成年期肥胖没有显著的关联，而其他时期，如童年期、青春期肥胖会增加成年期肥胖的发生风险。

婴幼儿期能量摄入不足或过多均会影响其正常的生长发育。2016年中国营养学会推荐0～6月龄婴儿不分性别每日能量摄入为90 kcal/kg，7～12月龄婴儿不分性别每日能量摄入为90 kcal/kg，1岁儿童每日能量摄入为男童900 kcal、女童800 kcal，2岁儿童每日能量摄入为男童1 100 kcal，女童1 000 kcal。

2．蛋白质与婴幼儿生长发育

蛋白质是机体细胞、组织和器官的重要组成结构，是功能因子和调控因子的重要组成成分，是一切生命活动的重要的物质基础。氨基酸是蛋白质的基本构成单位，是合成机体许多酶、核酸以及其他生物大分子的前体。从膳食中摄入充足的蛋白质是维持细胞的结构和功能、保障机体健康和生长的基础。蛋白质属于三大产能营养素之一，在机体能量摄入不足时，蛋白质可以作为能量的来源之一。它还能提供必需氨基酸，与成年人相比，婴幼儿必需氨基酸有9种，它们必须从食物中获得。婴幼儿处于生长发育阶段，蛋白质不仅用于补充日常代谢的丢失，而且用于满足生长发育中不断增加的新组织的需要。因此，婴幼儿相对于成年人，对蛋白质的需要量更高。

6月龄以内的纯母乳喂养儿，乳汁是其一切营养的来源，蛋白质也不例外。从6月龄起在母乳喂养的基础上开始添加辅食，辅食也成为婴幼儿蛋白质的来源之一。蛋白质广泛存在于动植物性食物中。动物蛋白质量好，利用率高，肝、肉类、鱼、蛋、奶等是动物蛋白的良好来源；植物蛋白利用率较低，但大豆可以提供丰富的优质蛋白，小麦及其制品也是植物蛋白的重要来源，而蔬菜水果中蛋白质的含量较低。

婴幼儿蛋白质缺乏的原因主要有胃肠道功能紊乱或其他慢性疾病导致蛋白质吸收、消化减少和消耗增加，除了疾病因素外，膳食因素、护理不当以及贫穷也是引起婴幼儿蛋白质缺乏的重要原因，特别是在发展中国家。具体的膳食因素主要包括以下几个方面：过度使用配方奶粉、自制奶粉造成营养不合理，未及时添加辅食，以及辅食添加种类不合理、因食物过敏而造成可利用的食物有限等。

蛋白质缺乏常伴随着能量摄入不足，引起婴幼儿蛋白质 - 能量营养不良。蛋白质 - 能量营养不良是世界上最普遍的营养不良形式。童年期急性蛋白质 - 能量营养不良与短期内食物严重缺乏有关，通常表现为消瘦，即低身高别体重；慢性蛋白质 - 能量营养不良与长期食物供应不足有关，主要表现为生长迟缓即低年龄别身高。临床上急性蛋白质 - 能量营养不良主要分为以下三类：Marasmus 型、Kwashiorkor 型，以及混合型。所有这三类除了有蛋白质、能量的严重缺乏外，还伴随着其他营养素如微量营养素的摄入不足。

婴幼儿食物在由母乳向家庭食物过渡的过程中，可能会发生蛋白质摄入过量。家庭食物往往含有较高比例的蛋白质（蛋白质供能可占总能量的 10% ~ 15%），当膳食中脂肪含量较低时，膳食蛋白质的供能比可达 15% ~ 20%。婴幼儿摄入这类食物会引起蛋白质摄入量过高，大约是机体正常需要量的 3 ~ 4 倍。研究发现婴幼儿蛋白质摄入量过高不会对机体产生有利的影响，相反可能会产生一些不良效应：如提高血液中氨基酸水平、动员肝和肾系统代谢、排出过多的氨基酸，最终导致酸中毒、腹泻、血氨与尿氨增加。由于婴幼儿肾发育尚未完全，高蛋白质摄入增加婴幼儿肾的负荷，对婴幼儿产生不利的影响。此外，一项队列研究发现，婴幼儿膳食从母乳向家庭食物过渡期间，12 月龄婴儿摄入过多的蛋白质与 7 岁时不良的体成分有关。在 2 岁时蛋白质摄入过量会增加 8 岁时肥胖的发生风险，而关于过多蛋白质摄入与婴幼儿肥胖的关系至今尚未形成定论。

3．脂类与婴幼儿生长发育

脂肪是产能最高的一种营养素，对婴幼儿一个很重要的作用是贮存和供给能量，它能为婴幼儿的生长发育提供必需脂肪酸，特别是长链多不饱和脂肪酸，它对婴幼儿神经系统的发育至关重要；磷脂是细胞膜的主要组成成分，并广泛分布在脑组织中，与婴幼儿神经系统的发育有关。另外，脂肪能促进机体对脂溶性维生素的吸收和利用，并且能改善食物的色、香、味，增加食物适口性，促进婴幼儿摄入更多的能量。脂肪组织是机体最大的脂肪储存库，主要由三酰甘油组成。相似地，婴幼儿早期能量的主要来源——乳汁，其 98% 的成分为三酰甘油。

膳食中的脂肪包括来自动物性食物中的脂和植物性食物中的油。来自动物性食物中的脂肪主要由饱和脂肪酸构成，植物性食物中的脂肪多含单或多不饱和脂肪酸。对成年人而言，饱和脂肪酸会增加心血管疾病的发生风险，而在婴幼儿时期，饱和脂肪酸的摄入并没有发现有这种问题；与饱和脂肪酸相反，不饱和脂肪酸有助于防止成年人心血管疾病的发生。

自身不能合成，必须从食物中获取的脂肪酸称为必需脂肪酸，包括亚油酸和 α- 亚麻酸。必需脂肪酸的功能主要包括：①是构成磷脂的组成成分；②是前列腺素合成的前体；③参与胆固醇代谢以及合成长链多不饱和脂肪酸如 AA、DHA。婴幼儿合成 AA 和 DHA 的能力有限，而乳汁却是婴幼儿不饱和脂肪酸良好来源。大多数配方奶粉中不含有 DHA，因此人工喂养儿更容易面临不饱和脂肪酸的缺乏。

必需脂肪酸对婴幼儿神经细胞髓鞘的形成和大脑及视网膜光感受器的发育和成熟具有非常重要的作用。婴幼儿对必需脂肪酸的缺乏较敏感。膳食中缺乏必需脂肪酸易导致婴幼儿皮肤干燥或发生脂溶性维生素缺乏。DHA 是大脑和视网膜中一种有重要结构功能的长链多不饱和脂肪酸，在婴幼儿视觉和神经发育中发挥重要作用。婴幼儿缺乏 DHA 一方面可影响神经纤维和神经突触的发育，导致注意力受损、认知障碍；另一方面可导致视力异常、对明暗辨别能力降低、视物模糊。早产儿由于脑中DHA含量低，体内促使α-亚麻酸转变为DHA的去饱和酶活力较低，需要补充DHA；配方奶粉中不含有DHA，因此人工喂养儿也需要补充DHA。

脂肪摄入过高，会影响婴幼儿蛋白质和碳水化合物的摄入，并会影响钙的吸收。脂肪摄入过多还会引起能量过剩，以致过多的脂肪堆积在体内，体重增加，对婴幼儿的健康不利。

4．碳水化合物与婴幼儿生长发育

碳水化合物是人类最经济和最主要的能量来源，通常50%以上的膳食能量由碳水化合物提供。碳水化合物以葡萄糖为主供给机体各组织能量，特别是神经系统。大脑无法分解脂肪供能，因此碳水化合物成为大脑主要的能量来源。除供能外，一些碳水化合物还参与机体组织的构成，以糖蛋白、糖脂和蛋白多糖的形式存在。未经小肠吸收的碳水化合物在结肠被定植的肠道菌群发酵产生乳酸、短链脂肪酸、小分子气体，短链脂肪酸为结肠细胞以及机体其他组织提供能量，且丁酸保护结肠不受疾病侵袭，乙酸和丙酸能够调节代谢。此外，短链脂肪酸能够被迅速吸收，进而促进水的吸收，预防渗透性腹泻。

膳食中碳水化合物最常见的形式有以下几种：①糖，蔬菜水果中的果糖、葡萄糖属于单糖；人乳中的乳糖为双糖，占乳汁供能总量的37%，奶及其他奶制品中也含有乳糖；来自甘蔗和甜菜中的糖主要为精制糖，如蔗糖、蜂蜜等，蔗糖是最具有商业价值的双糖，通常用作调味剂以及存在于含糖饮料中。②淀粉，婴幼儿辅食添加的首要目的就是保证充足的能量供应，淀粉最容易被消化和吸收。谷物是婴幼儿膳食淀粉的良好来源，米淀粉不含谷蛋白，可作为婴幼儿早期辅食添加的选择。③膳食纤维，膳食纤维主要包括一些纤维素、木质素、果胶等，具有增加饱腹感、通便、改善肠道菌群的作用。一般情况下，婴幼儿辅食中的膳食纤维的含量应该低于成人膳食，这是因为，婴幼儿摄入较高膳食纤维含量的食物会影响总能量的摄入，且全谷物、豆类食物等富含膳食纤维的食物中的植酸会抑制婴幼儿对膳食锌和铁等重要的矿物质的吸收。蔬菜水果是婴幼儿膳食纤维以及其他矿物质的良好的来源。

当婴幼儿从膳食（主要是辅食）中摄入碳水化合物不足时，会增加低血糖的风险。为了保证婴幼儿的能量需求，机体动员脂肪分解为脂肪酸来提供能量，脂肪酸不完全氧化分解产生过多的酮体在婴幼儿体内蓄积，可能导致酮血症和酮尿症，对婴幼儿健康不利。另外，碳水化合物摄入不足，会增加蛋白质的消耗，影响婴幼儿的生长发育。神经系统不能利用脂肪供能，当碳水化合物摄入不足，神经系统会因能量供应不足而发生异常。

婴幼儿膳食碳水化合物摄入过多，主要是指辅食添加中，膳食中含有过高的膳食纤维。膳食纤维为低能量密度的食物，含有太多膳食纤维的食物影响能量的摄入或微量元素的生物利用率，一般不推荐婴幼儿进食膳食纤维含量过高的食物。当前没有充足的证据表明婴幼儿摄入过多的碳水化合物与肥胖有关。

（二）生命早期必需微量营养素摄入对婴幼儿生长发育的影响

1．维生素

维生素是维持人体正常生理功能必需的微量营养素，如果人体缺乏维生素，就会引起疾病，甚至导致死亡，如维生素C缺乏会引起维生素C缺乏病，维生素B_1缺乏引起脚气病、恶性贫血等。对于婴幼儿，要保证能从膳食中摄取适量的维生素，来促进身体的正常生长和发育。

（1）维生素A：维生素A的作用有①参与构成视觉细胞内的感光物质，与视觉功能有关；②调节细胞的生长和分化、维持上皮组织细胞的健康，与骨骼发育、生殖系统以及抗感染作用有关；③维生素A原如β-胡萝卜素具有抗氧化作用，能捕捉自由基，猝灭单线态氧，提高机体抗氧化能力。

维生素A主要来源于动物性食物，各种动物肝、鱼肝油、鱼卵、奶、禽蛋是维生素A最好的来源；植物性食物主要提供类胡萝卜素，胡萝卜素主要存在于深绿色或红黄色的蔬菜、水果中。6月龄内的婴幼儿维生素A的主要来源包括出生后肝内的贮存和母亲乳汁。乳汁中维生素A的水平与乳母维生素A的营养状况有关。如果乳母维生素A的摄入充足，那么对于6月龄内的婴儿，乳汁仍然是维生素A的重要来源；而维生素A摄入不足的母亲，可能无法保证6月龄内婴儿的乳汁中维生素A的需求。开始添加辅食后，辅食也是婴幼儿维生素A的重要来源，应该保证食物中含有丰富的维生素A。

维生素A目前仍是许多发展中国家的一个主要公共卫生问题。维生素A缺乏的发生率相当高，婴幼儿和儿童维生素A缺乏的发生率远高于成年人，是维生素A缺乏的高危人群。妊娠期间，孕妇血中的维生素A很难通过胎盘进入胎儿体内，因此新生儿体内维生素A贮存量低。婴幼儿维生素A缺乏会影响暗视力，严重缺乏会引起夜盲症；维生素A缺乏的婴幼儿会出现生长停滞、发育迟缓、骨骼发育不良、免疫功能低下、抗感染能力降低。轻度的维生素A缺乏不会出现明显的临床症状，但机体抗感染能力减弱。干预研究表明，给予维生素A缺乏的个体维生素A补充剂，可降低感染性疾病的发生率和死亡率。维生素A缺乏与贫血有关，有关研究表明5岁以下的贫血儿童中有40%出现铁和维生素A缺乏，20%仅出现维生素A缺乏。为保证婴幼儿充足的维生素A供应，应对乳母进行膳食干预或给予维生素A补充剂改善母亲维生素A的营养状况，辅食中应该含有富含维生素A的食物。

维生素A摄入过量也会引起中毒症状，主要表现为厌食、过度兴奋、骨痛、头发稀疏、肌肉僵硬和皮肤瘙痒症。动物实验表明维生素A摄入过量会导致胚胎吸收、流产、出生缺陷。孕妇在妊娠期每天大剂量摄入维生素A，娩出畸形儿的风险增加。

（2）维生素D：维生素D参与骨骼和钙的代谢，促进小肠对钙的吸收，对调节血钙平衡发挥重要作用。维生素D还具有激素功能，调节机体生长发育、细胞分化、免疫功能等。

阳光照射时皮肤合成是维生素D的主要来源。膳食中的维生素D主要存在于深海鱼（如沙丁鱼）、肝、蛋黄等动物性食物，以及鱼肝油制剂中。母乳中维生素D的含量很低；在辅食添加期间，婴幼儿从食物获取的维生素D通常很少，日光照射仍是婴幼儿合成维生素D的天然途径。新生儿维生素D的水平在很大程度上取决于母亲的营养状况，妊娠期间，母亲维生素D摄入不足，新生儿血浆中维生素D的水平以及体内维生素D的贮存减少。母亲维生素D的营养状况也会影响乳汁中的维生素D的含量，一些国家为了改善母亲和胎儿维生素D的营养状况，推荐孕妇补充维生素D。

由于生长发育以及钙在骨骼的沉积速度加快，3岁以下儿童特别容易发生维生素D缺乏。充足的日光照射很容易满足婴幼儿对维生素D的生理需求，研究表明，每天仅将脸或下肢暴露在日光下约30 min，就能合成大约10 μg（400 IU）的维生素D，这个剂量接近于小年龄儿童的推荐剂量。维生素D为脂溶性维生素，能够在体内贮存几天甚至几个月，即使没有阳光照射，贮存的维生素D也能够满足机体的需求。婴幼儿，特别是光照不足、断乳后辅食添加不当的婴幼儿，容易发生维生素D缺乏。婴幼儿发生维生素D缺乏最先出现生长停滞、嗜睡和易怒；长期维生素D缺乏会引起佝偻病，由于钙化不足，主要表现为骨软化变形、“X”或“O”形腿、肋骨串珠、囟门闭合延迟、出牙推迟等。

维生素D摄入过量可导致钙吸收增加、血钙过多，过多的钙会沉积在软组织如心脏、血管、肺和肾小管上，钙轻度中毒表现为食欲缺乏、过度口渴、呕吐、恶心、烦躁、大便干燥与腹泻交替出现。

2．矿物质

矿物质是构成人体重要的原料，虽然仅占体重的4%左右，但却是维持人体正常生理功能和构成组织细胞必不可少的物质。矿物质在婴幼儿的生长发育中至关重要。6月龄内的婴儿，纯母乳喂养能满足其生长发育所需的全部液体、能量和营养素；而对于辅食添加期间以及人工喂养的婴幼儿，充足的矿物质摄入对其正常的生长发育必不可少。因此需要我们重点关注，如铁、碘、锌和钙。

（1）铁：铁是人体必需的微量元素，主要的生理功能是参与体内氧的运送和组织呼吸过程，参与构成血红蛋白维持正常的造血功能，另外，铁与机体免疫功能有关。

动物性食物是铁的良好来源，含有丰富且易于吸收的血红素铁，如动物血、肝、鸡胗、牛肾等；大豆、黑木耳、芝麻酱中铁的含量也很高；蔬菜和牛奶及奶制品中铁的含量较低，吸收利用率也不高。6月龄以前，婴幼儿铁的主要来源是体内贮存铁以及母乳中的铁，母乳中铁含量不高，婴儿在4～6个月后即需要从膳食中补充铁。

铁缺乏是世界上最普遍的营养缺乏病之一。膳食铁供给不足可引起铁减少，严重铁缺乏可引起缺铁性贫血。婴幼儿、孕妇、乳母是铁缺乏的易感人群，全世界约有43%的儿童发生缺铁性贫血。6～24月龄的婴幼儿最容易发生缺铁性贫血，此时，婴幼儿处于生长发育的高峰期，加之膳食中铁、维生素C缺乏，过早或过多食用未强化的牛乳以及膳食中某些成分抑制铁吸收，导致婴幼儿铁缺乏；缺铁性贫血患儿出现面色苍白、口唇和结膜黏膜苍白、反甲、乏力、食欲缺乏等非特异性症状，常常伴随有生长迟缓和发育不良。铁缺乏也与感染性疾病的发生和死亡有关。婴幼儿铁缺乏引起的最严重的问题就是影响儿童心理和智力发育，研究发现，铁缺乏与各年龄段儿童的生理和心理功能异常有关，在婴幼儿中更为明显。另外，婴幼儿铁缺乏也会表现出情感障碍如易烦躁、对周围环境不感兴趣。在对2岁以下的儿童进行铁补充剂的干预后，结果发现尽管儿童贫血状况得到改善，但是其智力和身体发育并没有改善，这说明这段时期内儿童缺铁引起的智力和体格发育异常是不可逆转的。

铁既是细胞所必需的元素，又对细胞有潜在的毒性作用。铁摄入增加，机体铁负荷增加，会对机体健康产生不良影响。铁负荷增加引起氧化应激水平增加。成年人的流行病学研究发现高血清铁蛋白水平会增加心血管疾病、非胰岛素依赖型糖尿病，以及癌症等慢性疾病的发生风险。另外，铁摄入过量会抑制其他矿物质如锌、铜的吸收。从理论上而言，铁摄入过量会对婴幼儿造成不良影响，但是关于这方面的研究证据还较为缺乏。

（2）碘：碘在体内主要参与甲状腺素的合成，其生理功能是通过甲状腺素实现的，甲状腺素能促进机体代谢、维持机体基础代谢、促进生物氧化、调节水盐平衡、促进蛋白质合成和神经系统发育。

食物中的碘含量随地球化学环境变化会出现较大的差异，海产品如海带、紫菜、海参、虾皮等是膳食碘的良好来源。乳汁中的碘含量与乳母膳食有关，为满足婴幼儿对碘的需求，乳母要保证适宜的碘摄入。

碘缺乏是可预防性脑损伤和智力低下发生的最重要的原因。碘缺乏病是指因碘摄入不足而引起的生长发育异常的一系列症状。碘缺乏的典型症状为甲状腺肿大，由于缺碘造成甲状腺素合成、分泌不足，引起垂体大量分泌促甲状腺激素，导致甲状腺组织代偿性增生而发生腺体肿大。在妊娠期间，孕妇碘缺乏引起低甲状腺素血症，经胎盘进入胎儿体内的甲状腺素水平下降，影响胎儿神经、肌肉的发育，并增加子代胚胎期和围生期死亡的风险；妊娠晚期的碘缺乏会一直持续至产后，影响乳母乳汁中的碘含量，使母乳喂养的婴幼儿发生围生期获得性甲状腺功能减退症。婴幼儿缺碘可引起生长发育迟缓、智力低下，严重的碘缺乏可引起呆小症。

成人长期高碘摄入最重要的不良效应是引起结节性甲状腺肿合并甲状腺功能亢进症和碘导致的自身免疫性甲状腺疾病，婴幼儿碘摄入过量主要发生碘致甲状腺功能减退症。

（3）锌：锌分布于人体所有组织和器官，是多种酶的组成成分，对体格发育、智力发育，免疫功能、物质代谢和生殖功能的发展等具有重要的作用，此外，锌与涎蛋白结合成味觉素可增进食欲，对皮肤和视力具有保护作用。

贝壳类海产品、红色肉类及内脏为锌的良好来源，蛋类、豆类、谷类胚芽等也富含锌，而蔬菜、水果中锌的含量较低。乳汁中的锌含量受乳母膳食的影响，乳汁中的乳糖能够促进锌的吸收。对于 6 月龄内的婴儿，乳汁中的锌能够满足其自身的需求，婴儿对母乳中的锌的吸收率高达 80%，远高于对牛奶中锌的吸收率（30%），而豆基配方奶粉中锌的吸收率仅为 15%。对于 6 ~ 12 月龄的婴儿，乳汁中锌的含量逐渐下降，仅靠母乳喂养无法满足婴幼儿对锌的需求，因此对于 6 月龄以上婴幼儿，辅食成为锌的又一重要来源。

锌缺乏主要是因为锌的摄入、吸收减少，流失增加，如膳食中缺乏动物性食物导致锌的摄入减少；植酸盐能够抑制锌的吸收，因此摄入较多富含植酸盐的食物会引起锌的吸收降低；婴幼儿腹泻导致锌流失增加。此外，机体对锌的需要量增加，也会引起锌的相对缺乏，如发生过营养不良或感染的婴幼儿追赶生长期，此时机体对锌的需求急剧增加。锌缺乏的临床症状表现多样但缺乏特异性，婴幼儿锌缺乏主要表现为生长发育缓慢、味觉减退、食欲缺乏、贫血、创口愈合不良、免疫功能低下等。亚临床或轻度锌缺乏的症状不明显，常被人忽略，通常表现为生长速度减慢、抗感染能力下降等。

急性锌中毒的情况较少见，盲目过量补锌或使用镀锌罐头污染的食物和饮料可引起锌过量或锌中毒，过量的锌可干扰铁、铜和其他微量元素的吸收和利用，影响中性粒细胞和巨噬细胞的活力，抑制其杀伤能力，损害免疫功能。

（4）钙：钙是人体含量最多的矿物质元素，约有 99% 的钙存在于骨骼和牙齿中，是构成骨骼和牙齿无机物的主要成分。钙对维持细胞正常生理状态、调节机体生理功能发挥重要作用：如维持细胞膜的稳定性、维持神经和肌肉的活动、促进细胞信息传递、参与血液凝固的级联反应等。在骨骼生长发育期，保证充足的钙摄入有助于增加骨量。

奶及奶制品中，钙含量非常丰富并且极易吸收，是膳食钙的最好来源，其他钙的良好来源包括坚果和鱼类。膳食中一些物质与钙结合，会降低钙的生物利用率如磷酸盐、植酸盐等。乳汁中钙的含量较高，能够满足 6 月龄内婴儿生长发育的需要；对 6 月龄以上的婴幼儿，乳汁能够提供绝大部分的所需钙，而添加的辅食成为该阶段婴幼儿钙的又一来源。

婴儿出生时体内钙含量约占体重的 0.8%，到成年时增加为体重的 1.5% ~ 2.0%，这表明在生长过程中需要潴留大量的钙。母乳喂养的婴儿一般不会引起明显的钙缺乏。较少或基本不摄入牛奶或乳制品的婴幼儿容易发生钙缺乏。人工喂养的婴幼儿，配方奶粉或牛乳中长链脂肪酸会抑制钙的吸收。低钙血症引起痉挛、手足搐搦（肌肉骨骼痉挛和抽搐，尤其是手和脸部)、刺痛和麻木。婴儿长期缺钙和维生素D不足可导致生长发育迟缓、骨软化、骨变形，严重缺乏者会出现“佝偻病”。

钙为毒性最小的一类元素，无明显的毒性作用，婴幼儿钙摄入过量导致的不良反应报道较少。过量钙摄入引起的高钙血症十分罕见，而摄入大量的碱性钙盐，会抑制肾对多余钙的排泄，导致高钙血症，出现角膜、肾和血管迁移性钙化，引起肌张力松弛、便秘、恶心、昏迷，甚至死亡。

二、产后母亲的营养状况对乳汁质量的影响

妊娠期母亲的营养状况不仅用于胎儿的生长发育，也为产后哺乳期母亲（乳母）提供一定的能量和营养素储备以供生产乳汁。哺乳期母亲的营养需要远大于妊娠期的需要，因此哺乳期依然要保证母亲的能量和营养素的充足供应。分娩后，产妇进入以自身乳汁哺育婴幼儿的哺乳期，乳母的营养状况不仅与自身健康的恢复有关，还会影响到乳汁的质量，进而影响母乳喂养的婴幼儿短期的生长发育以及长期的健康状况。实际上，对于母乳喂养的婴幼儿，产后母亲的营养是通过影响乳汁的质（乳汁成分）和量（乳汁体积）来影响婴幼儿生长发育的。本部分我们将介绍哺乳期母亲膳食对母亲产后体重恢复、乳汁质量、婴幼儿短期的生长发育，以及长期的健康结局的影响。

（一）产后母亲能量摄入与产后体重改变

泌乳量和产后体重变化是判断乳母能量摄入是否充足的直观指标。分娩后母亲体重下降，至产后6～18个月，母亲体重基本维持在超过孕前体重0.5～1.5kg的区间内，但是仍然有一部分母亲发生产后严重的体重滞留，即产后1年体重仍超过孕前体重5kg左右。尽管只有13%～20%的母亲发生产后严重的体重滞留，但是依然应该引起足够的重视：从母亲健康角度而言，产后严重的体重滞留往往导致长期的肥胖，增加肥胖相关疾病如心血管疾病、糖尿病等的发生风险，并会对下次妊娠产生不良影响；从子代健康角度而言，肥胖相关的代谢紊乱会干扰泌乳机制对乳汁分泌的调节，影响乳汁分泌。因此，对于超重或肥胖的乳母而言，产后减重有利于乳汁的分泌；然而，为促进产后体重恢复，乳母需要限制能量的摄入，这是否会影响乳汁分泌的量呢？在一项产后减重以及控制能量摄入对乳汁分泌影响的研究中，研究者发现，对产后4个月的母亲泌乳量、膳食摄入，以及体成分进行监测，减少膳食能量的摄入（产后第1个月每天2 334 kcal减少至产后第4个月2 092 kcal），产妇体重逐渐下降，而泌乳量和婴儿的生长并没有受到影响。2013年国际Cochrane协会对膳食、运动及两者结合对分娩后母亲的喂养能力的影响的meta分析结果表明：膳食联合运动有助于产后体重的恢复，并且不会影响泌乳量和血浆中催乳素的含量，然而由于这篇meta分析纳入的研究只有4篇，我们仍然需要大量的研究来为此提供充足的证据支持。

乳母对能量需求量大，因为一方面要满足母亲自身对能量的需求，另一方面要供给乳汁所含的能量和泌乳本身消耗的能量。能量摄入过多不利于产后体重的恢复，而能量摄入不足或摄入过多均会影响乳汁的分泌。适当的能量摄入是指分泌的乳汁既能使婴儿有饱腹感，且母亲自身又能逐步恢复至孕前体重。

（二）产后母亲宏量营养素摄入对乳汁质量的影响

近年来，人们逐渐意识到母乳喂养对婴幼儿生长发育的重要性。由于母亲良好的营养供应是保证乳汁正常分泌以及质量恒定的基础，因此乳母膳食对泌乳量和乳汁成分的影响

十分重要。

1．蛋白质

乳母的蛋白质营养状况对乳汁分泌的数量和质量的影响最为明显。如果膳食蛋白质量少质差，乳汁的分泌量将大为减少，蛋白质转换率低，乳汁中蛋白质氨基酸组成受到影响、赖氨酸和蛋氨酸含量降低。这种情况会动员乳母组织中蛋白质来维持乳汁中蛋白质的恒定。

2．脂肪

母乳中的脂肪是婴儿重要的能量来源，乳汁中脂肪的含量与乳母膳食脂肪的摄入量有关。脂类对婴幼儿中枢神经系统的发育具有重要的作用，尤其是长链多不饱和脂肪酸（如DHA），而脂溶性维生素的吸收也需要脂类。当乳母能量的摄入与消耗相等时，乳汁中脂肪酸与膳食脂肪酸的组成相似。因此乳母膳食中要含有适量的脂类，并且动物性与植物性食食物应合理搭配。

（三）产后母亲微量营养素摄入对乳汁质量的影响

1．矿物质

（1）钙：母乳中钙的含量较为稳定，每天从乳汁中排出钙的量约为 300 g。乳母的钙需要量是指维持母亲钙平衡的量和乳汁分泌所需钙量之和。母亲膳食钙的摄入量不足不会影响乳汁的分泌量及其钙含量，她通过动用其骨钙来维持乳汁中的钙水平的稳定。

（2）铁：铁不能通过乳腺进入乳汁，因此母乳中的铁含量极少，仅为 0.05 mg/100 ml。增加乳母膳食铁的摄入量可升高乳母血清铁水平，但对乳汁中铁的含量影响并不明显。婴儿出生后体内有一定量的铁储备，可供 3 ～ 4 个月之用，因此为防止婴幼儿铁缺乏，在 4 ～ 6 个月后即需从膳食中补充铁。

（3）锌：锌与婴幼儿的生长发育和免疫功能密切相关，可有助于增加乳母对蛋白质的吸收，进而提高乳汁的质量。乳汁中的锌含量受乳母膳食锌摄入的影响。

（4）碘：碘与婴幼儿的神经系统的生长发育和免疫功能关系密切。若乳母的基础代谢率和能量的消耗增加，碘的摄入量也随之增加。乳汁中的碘含量高于乳母血浆中的碘浓度，乳母摄入的碘能很快出现在乳汁中。

2．维生素

（1）维生素 A：可通过乳腺进入乳汁，因此乳母维生素 A 的摄入量会影响乳汁中维生素 A 的水平。通过膳食补充维生素 A 可使乳汁中的维生素 A 增加数倍，但是乳母膳食中维生素 A 转移到母乳中的数量有一定的限度，当超过一定限度时，乳汁中维生素 A 的含量将不会按比例增加。由于中国传统的饮食习惯以植物性食物为主，我国乳母膳食中维生素 A 一般供应不足，因此乳母应该注意补充富含维生素 A 的食物，以保证乳汁中的维生素 A 的含量。

（2）维生素 D：几乎不能通过乳腺，因此母乳中维生素 D 的含量极低。因此婴幼儿必须通过多晒太阳或补充鱼肝油或其他维生素 D 制剂来满足对维生素 D 的需求。

（3）维生素 B_1：不论乳母的营养状况如何，补充维生素 B_1（硫胺素）后乳汁中含量明显增高。研究已经证明维生素 B_1 能够改善乳母的食欲和促进乳汁的分泌。如果乳母膳食中维生素 B_1 缺乏，会影响泌乳量以及乳汁中维生素 B_1 的水平，不利于婴幼儿正常的生长发育，严重缺乏时还会引起婴儿脚气病；膳食中维生素 B_1 转运至乳汁中的有效率较低，为 50%，因此应特别注意增加乳母膳食中维生素 B_1 的摄入。

第三节　生命早期营养与器官、系统发育

在生命早期 1 000 天，系统也在不断发育，如神经系统、免疫系统、消化系统等。孕妇营养是胎儿器官和系统发育的物质基础，妊娠期是生命早期 1 000 天机遇窗口的起始阶段，不同时期胎儿发育有不同的特点。

从受精卵形成到满 12 周为妊娠早期，这一时期胎儿发育的重点是组织细胞的增殖和分化，神经管、晶状体开始形成，神经元细胞分裂增殖，骨骼开始钙化。妊娠早期结束时，胎儿初步具备初生儿的全部器官和构造。13 ~ 28 周为妊娠中期，这一时期胎儿发育的重点是细胞的增殖，其身体内部器官和系统不断发育，但还不成熟。妊娠中期结束时，胎儿身长和体重都获得相当大的增长。28 ~ 40 周为妊娠晚期，胎儿的生长几乎完全依靠细胞体积的增大和数量的增加，体内各种营养物质如蛋白质、脂肪、钙、铁等的储备均增加。在这个阶段，胎儿生长加快、细胞体积增大迅速、肌肉生长迅速、皮下脂肪大量堆积、体重猛增、大脑增殖达到高峰。

生后 0 ~ 28 天为新生儿，0 ~ 6 个月为较小婴儿，6 ~ 12 个月为较大婴儿。生后 0 ~ 12 个月统称为婴儿期，1 ~ 3 岁为幼儿期，0 ~ 3 岁为婴幼儿阶段。婴幼儿阶段是人类生命从母亲子宫到自然界生活的过渡，也是从完全依赖母乳营养到依赖母乳以外食物营养的过渡时期，是继宫内生命体形成和高速发育后的又一个关键时期，胎儿期到出生后 2 岁（生命早期 1 000 天）是一生中大脑和各组织器官生长发育最快的阶段，是决定一生营养与健康状况的最关键时期。

一、生命早期营养与心血管系统发育

胚胎发育是指受精卵在严格地调控下经过一系列的细胞分裂和分化发育成完整个体的过程。在脊椎动物中，心血管系统（cardiovascular system）是首先开始发育并发挥功能的系统，这为其他系统的发育提供了必需的营养来源。作为发育中胎儿的主要器官，心脏发育容易发生异常，导致胎儿死亡。研究显示，约 1% 的新生儿易患先天性心脏病。

胎儿心脏发育关键时期在孕 3 ~ 8 周，多种营养素可影响其发育。有证据表明，生命早期蛋白质摄入影响心脏的结构和功能。妊娠期蛋白质摄入不足与子代左心室功能改变有关，婴儿期蛋白质 - 能量营养不良与左心室质量和功能降低相关，婴儿期营养过剩可能引起左心室肥大。从生理学的角度看，在病理条件下，胰岛素样生长因子 -1（insulin-like growth factor，IGF-1）可介导心脏肥大，因此早期蛋白质假说认为蛋白质摄入可以改变心脏的生长和功能。欧盟曾有研究显示，与蛋白质摄入较低的婴儿相比，出生后第一年喂食高蛋白配方奶粉的婴儿在 2 岁时心脏功能参数较高，这可能是 IGF-1 轴介导的心脏肥大的前兆。

动物实验发现母亲维生素 A 缺乏可引起大鼠胚胎心血管系统多种畸形。在胚胎心脏发育早、中期，部分维生素 A 缺乏的胎鼠可表现为心管融合及扭曲、房室分隔及房室瓣发育延迟，并在胚胎心脏发育晚期出现以房室隔缺损及房室瓣畸形为主的心脏畸形。

硫胺素作为人体内一种重要的辅酶，参与体内包括糖、蛋白质和脂肪等多种基本物质的代谢过程。孕妇的维生素 B_1 代谢异常与胎儿生长发育有密切关系，可影响发育中的心血管系统，引发物质和能量代谢异常，从而导致细胞坏死、正常器官结构被破坏。无明显临床表现的维生素 B_1 缺乏孕妇，也可导致子代胎儿宫内发育迟缓、出生后心力衰竭和出生缺

陷的高发生率。

此外，有研究表明母亲高脂饮食不仅导致自身肥胖，还可干扰胎儿心脏胰岛素信号通路，诱导胰岛素抵抗，进而改变后代心脏结构和功能。先天性心脏病的发生还与多种营养素的缺乏有关。动物实验发现大鼠胚胎发育敏感期的铁缺乏可引起胚胎期大鼠心脏肥大，铁营养状态也对血管系统的发育起关键作用。妊娠期缺锌可致胚胎的心脏发育异常，包括心室缺损、主动脉狭窄、室间隔缺损、心脏流出道畸形及无名动脉发育异常等。

二、生命早期营养与神经系统发育

（一）生命早期神经系统发育

神经系统的功能复杂而强大，可以全面调节与整合体内其他系统和器官的生理活动。在生长发育中，神经系统一直在优先发育，是胚胎时期第一个形成的系统。

从妊娠中期至出生后 18 个月是大脑发育最旺盛的时期，尤其是在出生后 6 个月内。孕 6 个月时胎儿脑重约占体重的 21%，出生时脑重约 380 g，出生后 6 月龄时脑重是出生时的 2 倍，达 600 ~ 700 g，到 2 岁时，脑重达到成人脑重的 75%。大脑神经细胞增殖具有一次性完成的特点，它包括 3 个关键时期：①脑神经细胞增殖期（胎儿期的 10 ~ 18 周）；②胶质细胞合成期（出生前后至出生后 5 ~ 6 个月）；③脑细胞增大期（6 月龄至 2 ~ 3 岁）。脑细胞生长发育的 3 个关键时期也是大脑对营养要求最高的时期，若在这一时期营养素供给不足，可能错过最佳发育时期，影响婴幼儿长期智力和心理发育。

（二）生命早期营养与神经系统发育

营养是大脑结构形成和功能发育的物质基础，生命早期营养不良可能影响神经细胞增殖和大脑发育，表现为脑发育受损、智商降低、适应能力和学习能力降低等。此外，还有多种营养素参与大脑的生长和发育。

1．蛋白质

蛋白质和能量的缺乏易引起蛋白质 - 能量营养不良（protein-energy malnutrition，PEM），胎儿和婴幼儿时期正在发育的中枢神经系统很容易受到 PEM 所致的损害，使得大脑总脂类、胆固醇、磷脂和神经节苷脂减少，同时 PEM 影响神经元生长的多种过程，如迁移、树状突分支形成、髓鞘形成和突触生成，还可检测到 PEM 会使突触的功能降低、新皮质区的锥体细胞减少等。由此会导致运动控制能力和智力的异常，例如神情淡漠、易兴奋、注意力不集中和记忆力差等。

孕妇蛋白质摄入不足，影响胎儿的营养和发育，引起宫内发育迟缓，产生低出生体重儿（low birth weight，LBW）。LBW 出生后常伴有体格发育落后，近年研究证实 LBW 的脑发育也存在异常，表现为大脑和小脑冠状位横径、矢状位横径及纵径均小于健康儿组，而且存在认知功能出现障碍。

生命早期蛋白质供应影响大脑发育，主要体现在营养不良人群和早产儿中。观察性研究表明，童年时期的营养不良与晚年认知、行为和运动技能较差有关。有学者怀疑，这种相关性可能受社会经济水平的影响。干预研究提供了更有力的证据，对营养不良人群的研究表明，生命早期补充蛋白质能改善大脑功能，使儿童和成人具有更好的认知和行为能力。对营养不良儿童进行营养干预以改善大脑功能的时间窗口为妊娠晚期至出生后 2 年内。研究表明，在 2 岁之后补充蛋白质，其改善作用很弱或没有作用。与正常出生的婴儿相比，早产儿神经发育较差，行为异常、运动困难和学习困难的发生率较高。英国一项临床试验表明，给予蛋白质和能量补充的早产儿，在 7 ～ 8 岁时大脑性瘫痪和智力低下的发生率较低。

2．多不饱和脂肪酸

脑是脂类含量最丰富的组织器官之一，其脂类含量仅次于脂肪组织，这些脂类在大脑的生长发育过程中发挥了重要的作用。多不饱和脂肪酸（polyunsaturated fatty acid，PUFAs）是其中的重要组成之一，PUFAs 为人体必需脂肪酸，包括 n-3 和 n-6 PUFAs 两大类。n-3 PUFAs 主要包括二十二碳六烯酸（DHA）、二十碳五烯酸（eicosapentaenoic acid，EPA）及其前体亚麻酸（linolenic acid，LNA）等，n-6 PUFAs 主要包括花生四烯酸（arachidonic acid，AA）及其前体亚油酸（linoleic acid，LA）等。

在生命早期，大脑迅速生长，结构脂类中 n-3 和 n-6 脂肪酸迅速增多，其中 n-3 脂肪酸在出生前快速增加，而 n-6 和 n-9 脂肪酸在出生后的发育过程中快速聚集。由于脂肪储备低，所有新生儿都有脂肪酸缺乏的风险，这种风险对于早产儿来说更大。

脑组织中 PUFAs 的来源有两条途径，即外源性获得和内源性合成：外源性合成主要来源于膳食中必需脂肪酸前体 LA 和 LNA 的生物代谢，脑内源性合成 DHA 的部位主要是胶质细胞和血管内皮细胞。在胎儿期，脑获取 PUFAs 依赖母亲通过胎盘选择性转运而实现，母亲脂肪酸状态对于胎儿获取发育所需的脂肪酸发挥重要的作用，特别是在妊娠早期。

脑发育过程中长链多不饱和脂肪酸另外的潜在来源一是通过肝合成，二是包含去饱和和延长 LA 和 ALA 必需酶类的脑微血管内皮细胞和星形胶质细胞。然而，尽管脑具有去饱和和延长多不饱和脂肪酸前体的能力，但尚不明确胎儿和新生儿是否能够从膳食中合成充足 DHA 的能力以满足其需要，因此在膳食中添加 DHA 是必需的。

众多研究表明，在各种哺乳动物中，膳食中脂肪酸供给的变化对脑发育的影响表现为脂肪酸组成的特征性改变，这会进而影响大脑功能。已有许多动物实验证明，在生长发育阶段 PUFAs 摄入不足可引起行为障碍和学习能力障碍。但生命早期补充 PUFAs 对儿童神经发育影响的随机对照试验在结果和评估方法上非常不一致，尚不能为在妊娠期和（或）哺乳期补充 PUFAs 的益处提供确凿的证据。

3．铁

缺铁对儿童智能发育的影响已经得到公认。从动物模型可知，铁缺乏通过阻碍神经递质和髓鞘形成来影响大脑。大量研究表明缺铁导致婴幼儿神经系统发育不良，如出生后第一年的运动发育、认知功能等。

系统回顾研究发现，婴幼儿时期补铁对非贫血儿童的精神运动发育指数（psychomotor development index，PDI）有改善作用，而对智力发育指数（mental developmental index，MDI）的改善作用结论不一致。对于缺铁性贫血儿童的研究，尚无足够的证据表明补充铁对其精神运动发育或认知功能有短期影响，但可能有长期影响。同时，值得注意的另一个问题是，铁生物学的基本原则是优先供给红细胞，当铁供应不满足需求时，即使婴儿没有贫血，大脑也可能处于危险之中。因此，对于早产儿或低出生体重儿的预防性补铁也值得关注。研究证明，每天摄入 2 mg 铁可以预防低体重儿童的缺铁性贫血而不会引起不良反应，并且可能降低行为问题的风险。然而，最近的系统综述报道，尽管铁补充剂可降低铁缺乏的风险，但仍没有足够证据表明其可以改善神经发育。

4．碘

人体胚胎发育至 16 ～ 17 天出现甲状腺原基，11 ～ 12 周甲状腺滤泡即有聚集碘和形成碘化甲状腺原氨基酸的能力。碘对甲状腺激素、甲状腺素和三碘甲状腺原氨酸的产生是必需的，它们在大多数器官的生长发育中起着非常重要的作用，甲状腺激素调节中枢神经系统的细胞迁移、分化和髓鞘形成。因此，胚胎期及出生后早期缺碘或甲状腺激素不足，均会影响神经系统发育。

母亲碘的营养状态与子代的大脑发育密切相关，妊娠期严重的碘缺乏会导致胎儿甲状腺功能减退，在认知和精神运动水平上可能会产生不可逆损伤。还有研究报告了碘盐预防孕妇碘缺乏的有效性，妊娠期食用碘盐能有效改善母亲尿碘水平，使妊娠期甲状腺体积的增加和新生儿甲状腺体积的增加最小化。然而，虽然食盐加碘已在许多地区属于国家政策，但碘缺乏在孕妇中仍然普遍存在，碘缺乏引起的神经系统发育问题值得关注。

5．锌

在营养学研究中，很早就证实了锌在胚胎期中枢神经系统发育中的重要作用。研究表明，妊娠期锌缺乏易使仔鼠流产或出现胚胎脑畸形、大脑神经元减少、大脑体积缩小、DNA 合成受损、与髓鞘有关的酶活性下降（导致髓鞘发育不良）；哺乳期缺锌可导致仔鼠脑萎缩，脑 DNA、RNA 和蛋白质浓度降低。这些大脑发育早期阶段的损害产生的影响可能持续较长时间，且后期难以通过补锌治疗改善。

此外，除了上述营养素，胆碱、叶酸、维生素 A 等也与神经系统发育有关。事实上，生命早期大部分营养素缺乏均可影响大脑发育。妊娠期对营养素缺乏人群进行补充有利于子代的大脑发育，然而营养素不能单独发挥作用，多种营养素相互协调并与其他因素相互作用共同影响神经系统发育。因此，进一步的研究旨在将营养状况作为整体进行分析。

三、生命早期营养与免疫系统发育

出生时，新生儿离开子宫进入宫外世界，他们需要自身强有力的免疫力来抵抗来自胃肠道及身体其他部位的微生物，防御可能出现的胃肠道或全身感染性疾病。免疫系统对环境变化非常敏感，营养是影响免疫系统发育和功能的主要环境因素之一。生命早期的营养状况可以影响他之后的免疫力、对营养素自身和良性环境抗原形成耐受的过程，以及免疫相关性疾病发生发展的过程。妊娠期、哺乳期，以及配方奶粉和固体食物介入的环节都可对免疫系统的发育产生重要影响。

早期喂养对婴儿的免疫系统发育有短期和长期的影响。母乳含有免疫细胞需要的各种营养素以及合理的脂肪成分，有利于免疫细胞分化、成熟。母乳喂养可降低婴儿期及之后儿童的胃肠道感染、腹泻、中耳炎、特应性皮炎（湿疹）的发生率，还可减少呼吸系统疾病如哮喘等的发生。最明显的健康益处表现在婴儿期，许多流行病学调查结果显示，母乳喂养及部分母乳喂养的婴儿感染性疾病的发生率低于人工喂养的婴儿。

微量营养素对免疫系统的形成和稳定发挥重要作用。维生素 A 是维持机体正常免疫功能的重要营养物质，它参与机体免疫器官的生长发育，缺乏时将造成免疫器官的损伤。动物实验结果表明，缺乏维生素 A 对鸡免疫器官的损害程度为：法氏囊＞胸腺＞脾＞盲肠＞扁桃体。鸡缺乏维生素 A 时，抗体反应减弱，淋巴器官的淋巴细胞衰竭，胸腺和法氏囊的重量减轻，骨髓中的骨髓样和淋巴样细胞分化也受到影响。胡萝卜素对胸腺的生长有显著的刺激作用，可使胸腺小淋巴细胞的数量显著增加。锌对免疫系统发育、稳定、调节有重要作用。锌是免疫器官胸腺发育的必需微量元素，缺锌时胸腺发育受限，细胞内锌浓度可通过影响 T 淋巴细胞内 Ca^{2+} 浓度、活性 CaM 水平、cAMP 和 cGMP 含量、炎症因子的生成从而调节 T 淋巴细胞的功能。胸腺发育期锌缺乏的小鼠免疫功能异常甚至发生免疫缺陷，妊娠期锌缺乏母鼠的子代脾、胸腺增长受限，出生后免疫功能低下。

表观遗传学是一门遗传学的分支学科，研究在基因的核苷酸序列不发生改变的情况下，基因表达发生可遗传的变化，包括 DNA 甲基化（DNA methylation）、基因组印记（genomic imprinting）、母体效应（maternal effects）、基因沉默（gene silencing）等。DNA 序列是相对永久的，而表观遗传修饰在整个生命过程中是动态的，并且容易受到外部因素的影响。营养表观遗传学是一门新兴学科，研究营养因素对基因表达的影响，越来越多的证据表明表观遗传机制在营养素影响机体和饮食调节肠道微生物组成和功能的过程中起到关键作用。生命早期营养可能直接通过表观遗传机制影响免疫系统发育。研究表明，一些营养素如叶酸、维生素 B_1、B_2、B_{12} 等可以改变 DNA 甲基化，视黄酸、大蒜和膳食蛋白质限制可能引起组蛋白修饰。饮食因素还可以通过调节肠道微生物群介导的机制来间接影响基因表达的表观遗传调控。短链脂肪酸（short-chain fatty acids，SCFAs）是肠道微生物群产生的主要代谢物，随膳食纤维摄入的增加而增加。SCFAs 在肠内和肠外水平均具有多种有益作用，循环 SCFAs 对巨噬细胞和树突状细胞（dendritic cell，DC）有生物学调节作用，SCFAs 还存在于母乳中，因此膳食纤维可通过此途径间接影响免疫应答。此外最近的研究发现，胎盘含有共生微生物，母亲饮食可通过胎盘共生微生物影响胎儿发育过程中的免疫通路。

四、生命早期营养与内分泌系统发育

内分泌系统由内分泌腺和散在的内分泌细胞组成，人体主要的内分泌腺包括甲状腺、甲状旁腺、胰岛、肾上腺、垂体等，目前研究较多的主要有甲状腺和胰岛。

甲状腺的发育与消化系统的发育相关，在人胚胎发育到第 3 ～ 4 周时，原始消化器官开始形成，第 4 周甲状腺开始形成，到第 10 ～ 12 周，含胶质的甲状腺滤泡出现，开始分泌甲状腺激素。碘是甲状腺激素合成的必需原料，碘供应的多少直接影响甲状腺内碘含量的高低，进而影响甲状腺激素的合成。从妊娠第 11 周开始，胎儿的下丘脑、垂体开始产生促甲状腺激素释放激素（thyrotropin-releasing hormone，TRH）和促甲状腺激素（thyrotropin，thyroid stimulating hormone，TSH），甲状腺开始摄碘；第 12 周起，胎儿甲状腺开始分泌甲状腺激素（thyroid hormone，TH）；妊娠第 26 周，胎儿甲状腺功能完整建立。尽管此时胎儿垂体 - 甲状腺轴功能基本完善，但其所需碘均来自于母亲的碘供应，故孕妇的碘摄入对维持胎儿、新生儿体内碘平衡至关重要，母亲碘营养直接关系到胎儿的甲状腺功能。此外，有动物研究证实补锌可促进原代缺碘大鼠的生长发育，调节甲状腺激素水平，还可拮抗缺碘所致的甲状腺细胞膜损伤。

孕 10 周时，胰腺内分泌部开始发生；孕 3 月时，胎血可测到胰岛素。胰岛组织发育主要在妊娠期及哺乳期内完成，胰岛的形态定型基本在 4 周岁内完成。胎儿宫内后期及新生儿期，胰岛细胞分裂加快、数量明显增多，这一增殖过程受营养状况的影响较大。宫内营养不良可引起胎儿胰岛素分泌降低、胰岛素受体减少，以此来保证大脑的血糖供应。因此，早期的营养不良，尤其是胰岛细胞发育的关键期，可能会造成其结构和功能的永久性损害。研究表明，严重宫内发育迟缓胎儿胰腺内分泌部体积、胰岛素阳性细胞数量下降。若妊娠晚期蛋白质摄入减少，脐血的胰岛素原和 C 肽水平下降提示胎儿胰腺 β 细胞功能降低。体外细胞培养实验结果显示，提高必需氨基酸浓度可促进胰腺 β 细胞合成胰岛素。同时，有研究显示生后早期（窗口期）给予高蛋白等高热量饮食营养干预，然后在非发育敏感时期恢复基础饮食，能满足小于胎龄儿的生长需要，又能促进其胎儿期胰岛β细胞发育受损的恢复。

五、生命早期营养与骨骼系统发育

（一）生命早期骨骼系统发育

骨骼系统的发育是连续且不断变化的复杂过程，在各个生长阶段有一定的特异性。胚胎期的骨骼系统发育主要包括4个过程：①早期架构形成；②间充质细胞分化为成骨细胞系和成软骨细胞系；③造血干细胞分化为破骨细胞系；④前体细胞终末分化为软骨细胞、成骨细胞和破骨细胞。胎儿期的骨骼形成方式主要为膜内成骨和软骨内成骨，均经历骨形成和骨吸收两个基本过程。此外，骨骼系统发育具有顺序性，胎儿期膜内成骨的颅骨比软骨内成骨的四肢骨发育早，具有优先发育潜能。

（二）生命早期营养与骨骼系统发育

骨骼系统的发育与营养密切相关，目前关于母亲营养对骨骼发育的调控研究主要集中在以下几个方面。

1．蛋白质

研究发现，妊娠期蛋白限制对胎鼠的颅骨和股骨的发育有阻碍作用，且对颅骨发育的抑制作用强于四肢骨。母亲限制蛋白质可能通过调节骨骼生长因子从而间接影响子代成骨细胞活性，如通过IGF-1系统、瘦素水平变化等途径干预子代骨骼发育及骨骼代谢状态等。

2．矿物质

大量研究表明，矿物质对骨骼系统的发育至关重要。母亲骨骼所含的钙是胎儿骨发育中所需要钙的主要来源，孕妇摄入高水平钙能够降低其骨代谢中的骨吸收，促进子代骨骼发育。锌是骨组织中含量最丰富的微量元素，可作为多种酶的辅因子在基因表达调控中起重要作用。在骨组织发育过程中，锌通过激活碱性磷酸酶（alkaline phosphatase，ALP）活性来参与骨矿物质沉积过程。孕妇缺锌时，骨吸收和骨形成平衡被破坏，破骨细胞增加，导致子代胫骨骨量降低。同时，血中锌还可通过调控相关激素水平骨而影响骨细胞的生命活动，锌摄入量缺乏时血清锌含量、骨钙素都降低，可能引发新生儿骨基质损伤和骨矿化过程缺陷。

3．维生素

已知维生素D与骨骼系统关系密切，妊娠期补充维生素D能促进骨骼发育。研究表明，胎儿早期骨矿物质的获得，以及出生后骨发育均与孕妇维生素D的含量有关。此外，维生素A是骨发育的营养调控因子之一，是维持成骨细胞和破骨细胞正常功能、保障骨细胞正常代谢的必需物质。维生素A缺乏将破坏软骨骨化过程，在临床上表现为骨骼变形等病理变化。研究表明，维生素A缺乏时，破骨细胞溶解骨细胞的活性减弱或完全丧失。此外，维生素A不足可导致顶骨形成异常，骨损伤治愈率降低，而且还导致儿童生长发育迟滞。另一方面，由于孕妇高水平的维生素A摄入会降低蛋白聚糖比例，而蛋白聚糖有利于骨的发育，故孕妇摄入维生素A过多可能会对胎儿骨骼系统发育产生不良影响。有研究显示，母亲过量的微量营养素会导致子代骨骼发育不良。

六、生命早期营养与出生缺陷

出生缺陷（birth defect）也称先天异常，是指胚胎发育紊乱引起的形态、结构、功能、代谢、精神、行为等方面的异常，包括先天畸形、智力障碍、代谢性疾病等。我国是出生缺陷高发国家，出生缺陷总发生率高达5.6%。中国出生缺陷防治报告（2012）中的数据表明，我国围生期出生缺陷总发生率由1996年的87.67/万持续上升到2011年的153.23/万，出生缺陷在婴儿死亡原因顺位中的排名也由2000年的第4位上升至2011年的第2位，达到19.1%。出生缺陷的病因复杂，可由遗传因素、环境因素等多种因素造成，围生期某些微量元素、维生素摄入不足或过量也可导致出生缺陷的发生。

（一）叶酸与出生缺陷

叶酸是体内一碳单位转移酶的辅酶，参加氨基酸、核酸等重要物质的代谢。围生期女性对叶酸的需求量增加（满足自身代谢和胎儿的发育）、摄入不足或其他原因干扰叶酸的吸收和利用，将导致叶酸缺乏，胎儿发育异常，甚至发生先天畸形。

近年来的研究证实妊娠期叶酸缺乏可引起死胎、流产、脑发育异常和神经管缺陷。其中，神经管缺陷是新生儿常见的一种先天畸形，包括脊柱裂、无脑畸形和脑膨出等。20世纪90年代初，研究证明了妊娠期补充叶酸可减少神经管缺陷的发生。有meta分析报道，叶酸可能通过影响与大脑发育有关的DNA甲基化过程影响神经系统。还有研究表明，生育神经管缺陷子代的母亲体内调控甲硫氨酸合成酶的异常基因含量是正常人的3倍，神经管缺陷儿体内也含有这种异常基因，甲硫氨酸合成酶的活性减弱与神经管缺陷的发生有关。

然而，尽管有明确的证据表明补充叶酸可以预防神经管缺陷，但近年来人们对叶酸补充剂的潜在不利影响表示担忧。有研究指出妊娠期女性补充叶酸可改变某些基因的表达，诱导DNA甲基化异常等。对于补充叶酸的安全性和潜在影响尚需更多研究进一步探讨。

（二）锌与出生缺陷

已有大量锌对妊娠结局影响的研究表明妊娠期锌缺乏可引起子代的出生缺陷。流行病学研究发现，锌缺乏地区（如埃及、伊朗等）脊柱裂和无脑畸形的发生率较高。对孕产妇血锌的研究发现，早产、过期产及生产畸形儿的产妇，血锌含量较低。此外，妊娠期服药所引起的药物性锌缺乏，亦可导致先天畸形。然而，关于补充锌的研究尚存在一定的争议。有学者建议对高纤维素食人群、大量吸烟者、多次妊娠者、大量摄入钙剂和铁剂者，应额外补锌15 mg/d。但在9项锌干预试验中，给母亲补充4.6 ~ 45 mg/d的锌，未得出一致性结果。因此，围生期补锌是否可以预防出生缺陷尚需更多研究。

（三）维生素A与出生缺陷

维生素A是人体必需的营养素之一，在保证机体生长发育以及维持机体正常生理功能方面发挥重要作用。WHO的调查结果显示，全球每年约有1.4亿学龄前期儿童和超过700万的孕妇维生素A缺乏。妊娠期维生素A缺乏或过多均可导致子代出生缺陷。研究表明，在胚胎发育时期，母亲维生素A缺乏会严重影响胚胎的正常生长发育，导致胚胎发育不良及一系列出生缺陷，如小眼及无眼畸形、心脏畸形、中枢神经系统发育畸形、骨骼发育迟缓及畸形等。早期的动物实验表明，母亲维生素A缺乏可导致子代畸形甚至死亡，如给孕鼠、猪、猴饲喂缺乏维生素A的饲料，可引起其眼部、泌尿系统等的畸形。

妊娠期维生素A过多亦可导致子代发生露脑、唇腭裂、眼缺陷等出生畸形。人群研究显示，妊娠期（尤其是妊娠早期）过量补充维生素 A 或使用异维 A 酸或其类似物，可引起自发性流产和新生儿中枢神经系统、颅面部和（或）心血管畸形。如妊娠早期 3 个月每日口服维生素 A 制剂 25 000 IU，妊娠晚期每日服 50 000 IU，会引起新生儿双侧输尿管畸形、左肾积水。目前，过量维生素 A 致畸的机制尚不清楚。有研究者发现，维生素 A 致畸的胚胎组织中有 9 种正常的蛋白质消失，11 种异常蛋白质出现，故推测可能是大剂量维生素 A 或其类似物诱导细胞分化过程中基因改变。人体中某些神经外胚层细胞群对维生素 A 尤其敏感，如胚胎的耳、胸腺、大血管和脑组织等。

第四节　生命早期营养评价

一、妊娠期、哺乳期营养状况评价

（一）体格测量

1．体重

体重是临床上最主要的营养评价指标，常用的评定指标有以下几种。

（1）实际体重占理想体重的百分比：计算公式为

实际体重占理想体重的百分比（%）= 实际体重（kg）/ 理想体重（kg）× 100%

（2）体重指数（BMI）：BMI= 体重（kg）/ 身高 ^{2}（m^2）

（3）妊娠期体重增加：对于孕妇来说，应定期测量体重，重点关注妊娠期体重增加（增重）。一般情况下，妊娠早期增重较少，为 1 ～ 2 kg；妊娠中期和妊娠晚期，每周增重 0.4 ～ 0.5 kg。整个妊娠期增重 10 ～ 12.5 kg。妊娠期增重是反映孕妇健康与营养状况的一项综合指标，是影响胎儿宫内生长发育的重要因素，可以作为评价妊娠期营养状况的简易测量指标。

2．皮褶厚度与上臂围

（1）皮褶厚度：通过测定皮下脂肪的含量可推算体脂总量来判断营养状况，它还可反映机体能量代谢的变化。常用的检测部位有肱三头肌皮褶厚度和肩胛下皮褶厚度。

（2）上臂围：测量操作简单，可反映营养状况。

3．体成分

检测体成分，得到机体水分、蛋白质、肌肉、脂肪等的测量值以反映营养状况。目前常用的方法有双能 X 线吸收测定（duel energy x-ray absorptiometry，DEXA）和生物电阻抗法。

（二）膳食调查

膳食调查的目的是了解一定时间内调查对象通过膳食所摄取的热量和各种营养素的数量和质量，以此评定其营养需要的满足程度。膳食调查方法通常分为两类，一类属于前瞻性，包括称重法、查账法和化学分析法；另一类属于回顾性，包括 24 h 膳食回顾法、膳食史法和食物频率问卷法。

1．称重法

对某一伙食单位（集体食堂或家庭）或个人一日三餐中每餐烹调前可食部分生食重、烹调后的熟重、吃后剩余食重称重，准确统计实际的用餐人数，并称量三餐外摄入的水果、糕点、瓜子、花生等零食，调查时间为 3 ～ 7 天。称重法的优点是较为准确，但需要较多的人力及物力，且难以保证应答率。一般适用于家庭、个人及特殊工作人员的膳食调查，不适合大规模调查，也不适合长期调查。

2．查账法

对建有伙食账目的集体食堂或机构，查阅过去一定时间内食物的消费总量、用餐人数，一般统计 1 个月，也可全年分季调查。查账法的优点是操作简便、费用低、人力少。一般适用于大样本。

3．化学分析法

将被调查者每日所食食物进行实验室化学分析，测定其中热量及各种营养素含量。样品的收集方法有两种，最准确的是双份饭法，即制作出两份完全相同的饭菜，一份供食用，另一份则作为分析样品；也可以从当地市场上购买相同食物样品。这种方法的优点在于样品容易收集，缺点在于收集的样品与食用样品不完全一致。化学分析法的优点是结果非常精确，但操作复杂，需配备必要的仪器设备及有一定技术水平的专业人员，除特殊、需要精确测定的小规模调查，一般不采用。

4．24 h 膳食回顾法

经过询问，由调查对象提供其 24 h 内进餐次数，食物种类、数量、剩余量等相关信息，并进行估计评价。此方法适用于个体或特殊人群的调查，可推算较长一段时间内平均食物或营养素的摄入量，如不同季节和假期。工作日重复使用可减少季节和假期等因素带来的偏差，一般采用连续 3 个 24 h 的 3 日 24 h 膳食回顾。

5．膳食史法

问询调查对象一段时期内的膳食习惯和通常的饮食情况等方面的信息。调查时间为过去的 1 个月、6 个月、1 年或更长。膳食史法的优点是能询问长时间的膳食习惯，更全面地了解调查对象的膳食摄入状况，可进行具有代表性的膳食模式的调查，可以得到食物的摄入频率和数量，以及有关食物制备方法的资料和受试者的饮食习惯。

6．食物频率问卷法

估计被调查者在规定的一段时间内食用某些食物的次数或种类来评价膳食营养状况，分为定性、定量及半定量食物频率问卷法。定性的食物频率问卷（food frequency questionnaires，FFQ）法通常只得到每种食物在特定时期内所吃的次数，而定量的 FFQ 法要求受试者提供食用食物的数量，半定量的 FFQ 法通常要求受试者提供标准（或平均）的食物份额大小的种类。和膳食史法相比，这种方法的调查者、被调查者的负担小，工作量少且费用较低，可快速获得日常摄入食物的种类和摄入量，反映长期营养素摄入模式，但对过去的饮食回忆可能不精确，会影响食物量化的准确性。

以上各种膳食调查方法均有其适用性和不足之处，在调查时要根据调查对象、研究目的、调查规模，选择适合的膳食调查方法。目前，许多研究结合多种方法以使结果更准确、可靠。

可将获得的资料进行整理，得到：①平均每人每天各类食物摄入量；②平均每人每天各类营养素摄入量；③平均每人每天各类营养素摄入量占孕妇推荐摄入量的百分比；④能量来源和分布；⑤蛋白质来源和分布；⑥重要营养素（如铁、锌等）的食物来源。根据中国营养学会的孕妇膳食宝塔和孕妇膳食营养素参考摄入量对孕产妇的膳食结构及营养素摄入量、比例等进行评价。

（三）临床体征检查

临床体征检查有助于了解有无营养缺乏病。通过全身体格检查以及皮肤、头发、眼、口腔、四肢、指甲、神经系统等检查判断是否存在相应缺乏病的临床体征。孕产妇营养缺乏病临床体征检查及判断标准与正常人群一致（表 2-1 所示）。

表2-1　孕产妇营养缺乏的体征

部位	体征	缺乏的营养素
全身	消瘦或水肿、发育不良	供能营养素、蛋白质、锌
	贫血	蛋白质、铁、叶酸、维生素 B_{12}、维生素 B_6、维生素 B_2、维生素 C
皮肤	干燥、毛囊角化	维生素 A
	毛囊四周有出血点	维生素 C
	糙皮症	烟酸
	阴囊炎、溢脂性皮炎	维生素 B_2
头发	稀少、失去光泽	蛋白质、维生素 A
眼睛	比奥斑、角膜干燥、夜盲	维生素 A
唇	口角炎、唇炎	维生素 B_2
口腔	齿龈炎、齿龈出血、齿龈疏松肿胀	维生素 C
	舌炎、舌猩红、舌肉红	维生素 B_2、烟酸
	地图舌	维生素 B_2、烟酸、锌
指甲	舟状甲	铁
骨骼	颅骨软化、方颅、鸡胸、串珠肋、“O”形腿、“X”形腿	维生素 D
	骨膜下出血	维生素 C
神经	肌肉无力、四肢末端蚁行感、下肢肌肉疼痛	维生素 B_1

摘自：李勇，营养与食品卫生学。北京：北京大学医学出版社，2005：430

（四）实验室检测

1．常见营养素检测

通过测定孕产妇血、尿、头发中的营养素及其代谢产物以及组织、器官的生理生化指标，可以了解调查对象的营养状况，常见的营养素检测指标总结见表 2-2。

2．母乳成分检测

分娩后，母亲通过母乳影响婴儿的生长发育，因此对泌乳量和母乳成分的检测非常重要。目前对于母乳成分的检测集中于蛋白质构成、脂肪酸构成、脂溶性维生素含量和矿物质含量等，检测时间点根据需求选择初乳、过渡乳、成熟乳和晚乳。

表2-2　孕产妇营养状况实验室检测指标

营养素	检测指标和方法	营养素	检测指标和方法
蛋白质	血清白蛋白、血清运铁蛋白、血清前白蛋白、血清视黄醇结合蛋白、血清氨基酸、尿肌酐、尿三甲基组氨酸、尿羟基脯氨酸	脂类	必需脂肪酸水平、血总胆固醇、血三酰甘油、血高密度脂蛋白、血低密度脂蛋白
钙	血钙、骨矿物质含量、骨矿物质密度 钙平衡测定	镁	血清镁、细胞内游离镁
磷	血清无机磷 磷平衡测定	钾	血清钾
钠	尿钠、血清钠	锌	血清（浆）锌、红细胞锌、发锌
铁	血清铁蛋白、血清铁、红细胞游离原卟啉、血锌原卟啉、血清转铁蛋白受体	碘	垂体 - 甲状腺轴激素水平、尿碘
硒	全血、血浆、红细胞、发、尿、指（趾）甲等组织硒含量、谷胱苷肽过氧化物酶活力	铜	血清（浆）铜、铜蓝蛋白、红细胞超氧化物歧化酶
铬	尿铬、发铬	钼	血钼、尿钼、血黄嘌呤氧化酶
氟	血氟、尿氟	维生素 D	血浆 25-OH-D_3、甲状旁腺激素水平
维生素 A	血清维生素 A、血浆视黄醇结合蛋白 眼结膜印记细胞法	维生素 K	凝血酶原活力、血浆叶绿醌
维生素 E	红细胞溶血试验	维生素 B_2	尿烟酸代谢物排出量
维生素 B_1	红细胞转酮醇酶活力、红细胞转酮醇酶活性系数、尿维生素 B_1 排出量	叶酸	血清叶酸、红细胞叶酸、血浆同型半胱氨酸 组氨酸负荷试验
维生素 B_6	血浆磷酸吡哆醛、红细胞和总血磷酸吡哆醛、尿吡哆酸和总维生素 B_6	维生素 C	血浆维生素 C、白细胞维生素 C、尿维生素 C 排出量
维生素 B_{12}	血清全反钴胺素Ⅱ、血清钴胺素、血浆与尿甲基丙二酸、血浆同型半胱氨酸		

二、婴幼儿营养状况评价

（一）体格测量

1．指标体系

（1）体重和身高（长）：体重是反映营养状况最常用的指标。测量时，婴儿可取卧位，1 ～ 3 岁幼儿可取坐位。小婴儿最好用载重 15 kg 的盘式杠杆秤，年龄较小的儿童用载重 50 kg 的杠杆秤。

身高（长）指头顶到足底的长度，测量时，3 岁以内儿童量取卧位的身长。测量坐高时，3 岁以下儿童取卧位，量顶 - 臀长，即为坐高。上部量和下部量的测量方法为，自头顶至耻骨联合的上缘的垂直距离为上部量，自耻骨联合的上缘至脚底的垂直距离为下部量。

（2）其他体格指标

- 头围反映脑和颅骨的发育程度。测量时，被测者取坐位或立位，测量者用软尺从头部右侧眉弓上缘经枕骨粗隆，从左侧眉弓上缘回至零点，读出头围数字。
- 胸围反映胸廓、胸背肌肉、皮下脂肪及肺的发育程度。测量时，3 岁以下被测者取卧位，测量者将软尺零点固定于被测者胸前乳头下缘，经右侧绕背部以两肩胛下角下缘为准，经左侧面回至零点，取平静呼吸时的中间读数。
- 腹围测量时以被测者脐部为中心，被测者取仰卧位，用软尺绕腹 1 周。
- 上臂围是骨骼、肌肉和皮肤及皮下组织的综合测量。在无条件测量儿童体重和身高的情况下，上臂围可以用来评估 5 岁以下儿童的营养状况。取左上臂自肩峰至鹰嘴连线的中点为测量点，以臂围尺绕该点水平的上臂 1 周，轻轻接触皮肤进行测量。
- 皮褶厚度常用测量部位有腹壁皮下脂肪、背部皮下脂肪和上臂内侧皮下脂肪。

2．评价方法

目前我国常用的体格生长评价方法有标准差法、百分位数法、曲线图法、指数法和骨龄评价等。

（1）标准差法：根据年龄、性别等分组，通过大样本人群横断面调查计算均值和标准差，以均值 ±n 个标准差制定出不同等级的评估方法。适用于正态分布资料，优点是简单易行；缺点是只能进行单项指标评估，且无法进行动态评估。

（2）百分位法：将人群测量值按大小进行排列，并计算相应的累计百分位，则某一百分位所对应数据的值就称为这一百分位的百分位数。求出某个百分位的数值（常用第 3、10、25、50、75、90、97 百分位数），然后将百分位数列表。适用范围和优缺点与标准差法相似，相比而言准确度更高，更能反映不完全呈正态分布的变量的情况。

（3）中位数法：将人群测量值按大小进行排列，排在中间的为中位数。与标准差法和百分位数相似，适用于不满足正态分布的变量的情况。

（4）标准差离差法（Z 评分法）：用偏离标准差的程度反映生长情况，参考标准可选取世界卫生组织儿童生长参考值。

Z 评分 =（测量值 - 同年龄同性别参考标准中位数）/ 参考标准标准差。

（5）曲线图法：按年龄或观察时间将体重、身长、头围等测量值绘制成曲线图进行评估，可以评价生长水平、生长趋势，还能计算出生长速度。

（6）指数法：用数学公式将几项指标联系起来进行综合评估，常用指数有以下几种。

- 体重指数（BMI）：目前国际上常用的衡量人体胖瘦程度以及是否健康的一个标准，也可以反映机体组织的密度。
- 身高胸围指数：当婴幼儿身高（长）增加时，胸廓也在发育，可作为一个生长发育的评价指标。

  身高胸围指数 = 胸围（cm）/ 身高（cm）×100
- 身高坐高指数：表明身体上下长度的比例，反映肢体与躯干发育情况。

身高坐高指数 = 坐高（cm）/ 身高（cm）×100

（7）骨龄评价：骨骼年龄可反映个体发育水平和成熟程度，常用的评价方法有标准图谱法、重点标志观察法和计分法。

（二）膳食调查

膳食调查的基本方法与评价孕产妇的调查方法基本一致，值得注意的有以下几点：

1．即时性图像法

对于涉及多个就餐环节的儿童，一种新的膳食调查方法更为实用，即即时性图像法。此方法简要步骤如下：

- 调查前，发放印有背景坐标和外围框线的餐盘纸或台布，准备好数码相机并指导拍摄技术。
- 被调查婴幼儿单独进餐，每餐（包括零食）进餐前将食物置于餐盘中，再将餐盘置于发放的餐盘纸或台布上，从不同角度拍摄食物，进餐后拍摄剩余食物，并记录食物名称和配料名称。
- 将拍摄的膳食影像文件发送给后方技术平台，由专门人员依据预先建立的相关估量参比食物图谱，对影像图片中的食物进行估重和膳食评价，完成膳食调查。

2．喂养方式

在膳食调查的问卷设计中，应添加喂养方式模块，包括母乳喂养及时间、频率，人工喂养时间、内容、喂养量等。对于纯母乳喂养的婴儿，其膳食全部来自于母乳，需进行母乳成分检测。

3．膳食评价

对于膳食食物量及营养素摄入水平评价的标准，需选择对应不同年龄的婴幼儿标准。

（三）临床体征检查

婴幼儿临床体征检查与评价可参照正常人群的营养缺乏病检查及判断标准（表 2-1），此外，对于婴幼儿，一些常见的营养不足和缺乏病的主要临床表现如下。

1．蛋白质 - 能量营养不良

蛋白质 - 能量营养不良（PEM）分为重度 PEM 和轻度 PEM。重度 PEM 可分为 3 型：①水肿型营养不良（kwashiorkor），蛋白质供应不足而能量供给尚能满足需要，特征为全身水肿；②消瘦型营养不良（Marasmus），能量严重供应不足，表现为皮下脂肪显著减少，肌肉和内脏器官萎缩；③混合型，蛋白质和能量均有不同程度缺乏，常伴其他营养素缺乏。轻度 PEM 患儿精神正常，重度患儿可出现精神萎靡、反应差、体温偏低、腹泻等。临床上依据儿童年龄及喂养史，体重下降、皮下脂肪减少、全身各系统功能紊乱及其他营养素缺乏的临床症状和体征进行诊断。

2．铁缺乏和缺铁性贫血

铁缺乏和缺铁性贫血多见于 6 月龄至 2 岁婴幼儿。一般表现为皮肤黏膜苍白、易疲乏、不爱活动，由于髓外造血，可出现肝脾大；还可表现出消化体统症状如食欲缺乏、腹泻、口腔炎、舌炎或舌乳头萎缩等，神经系统症状如烦躁不安或萎靡不振等。

3．锌缺乏

锌缺乏无特异性临床表现，主要表现有生长发育落后，表现为生长发育迟缓等；消化功能减退，表现为味觉敏感度下降、食欲缺乏等；免疫功能低下，表现为易感染；以及智能发育迟缓、脱发等其他表现。

4．碘缺乏

碘缺乏临床表现与缺乏程度、持续时间和患病年龄有关。新生儿期碘缺乏有甲状腺功能减退的表现，长期轻度碘缺乏可伴体格生长落后。

5．维生素 A 缺乏

眼部症状是维生素 A 缺乏的最典型表现，包括夜盲、眼干燥症和比奥斑，严重时可发生角膜溃疡、坏死，皮肤的典型表现是干燥、脱屑、粗糙等。维生素 A 严重缺乏时影响生长发育，表现为发育迟缓、牙釉质剥脱、易发生龋齿等，婴儿可因颅骨停止生长发育压迫神经而出现面神经麻痹。

6．维生素 D 缺乏

维生素 D 缺乏主要表现为维生素 D 缺乏性佝偻病和手足搐搦。0 ~ 6 月龄婴儿以颅骨改变为主，出现颅骨软化、前囟边较软、颅骨薄，严重者按压枕骨或顶骨后部有压乒乓球样感觉；7 ~ 8 月龄婴儿出现方颅、佝偻病串珠肋、手镯、足镯；1 岁左右幼儿可出现鸡胸样畸形；开始站立和行走后可表现出“O”形腿或“X”形腿，还可表现出前囟门闭合延迟、出牙延迟等。

7．维生素 K 缺乏

维生素 K 缺乏主要表现为出血，其特点为突然发生面色苍白、尖叫、拒奶、呕吐、嗜睡或昏迷、前囟饱满或隆起、肢体抽搐或痉挛、双眼上吊或凝视、瞳孔散大且不对称、对光反射异常、呼吸节律不齐或暂停，伴皮肤瘀斑或紫癜等。

8．维生素 C 缺乏

维生素 C 缺乏主要表现为疲乏、皮肤瘀点、牙龈出血等。儿童常表现出易激惹、体重不增，可伴低热、呕吐、腹泻等。婴儿表现为不安、四肢运动时疼痛、四肢长骨端肿胀等。

9．维生素 B_1 缺乏

成人维生素 B_1 缺乏病即脚气病。婴幼儿维生素 B_1 缺乏病多发生于出生数月的婴儿，起病急、发病突然，以心血管表现为主，初期表现为食欲缺乏、呕吐、腹痛、水肿、心跳快、呼吸急促、喉鸣；晚期表现为发绀等。

10．维生素 B_2 缺乏

维生素 B_2 缺乏的临床表现缺乏特异性，早期可表现出疲乏无力、口角疼痛等，进一步可表现为唇炎、口角炎、舌炎（地图舌）、脂溢性皮炎、生殖器炎症等。

11．维生素 B_6 缺乏

维生素 B_6 缺乏的主要表现有生长迟缓、尖声哭叫、肌肉痉挛，还可发生周围神经炎、皮炎、胃肠道症状等。0 ~ 6 月龄婴儿，可因频繁抽搐而导致智力发育迟缓、抑郁或嗜睡、振动觉及位置觉消失。

12．叶酸、维生素 B_{12} 缺乏

叶酸、维生素 B_{12} 缺乏可引起巨幼细胞贫血，表现为皮肤苍白、疲倦乏力等，患儿多呈虚胖或颜面轻度水肿，严重者皮肤有出血点或瘀斑。维生素 B_{12} 缺乏可表现出神经系统症状，包括表情呆滞、反应迟钝、嗜睡、智力行为发育落后等。

13．癞皮病

烟酸和色氨酸缺乏可致癞皮病，主要表现为“3D”特征，即腹泻（Diarrhea）、皮炎（Dermatitis）和痴呆（Dementia）。

（四）实验室检测

与孕产妇的常见营养素检测方法相同，见表 2-2。

参考文献

[1] Bahmanpour S，Organization WH. Guideline：Updates on the Management of Severe Acute Malnutrition in Infants and Children. [M]. Geneva：WHO，2013，1125-1133.

[2] UNICEF，WHO，Word Bank Group. Levels and Trends in Child Malnutrition[J]. Working Papers，2018，24（24）：51.

[3] Organization WH. Guideline：Vitamin D Supplementation in Pregnant Women[M]. Geneva：WHO，2012，61-92.

[4] Baumgartner J. Antenatal multiple micronutrient supplementation：benefits beyond iron-folic acid alone[J]. The Lancet Global Health，2017，5（11）：e1050-e1051.

[5] Cucó G，Arija V，Iranzo R，et al. Association of maternal protein intake before conception and throughout pregnancy with birth weight[J]. Acta Obstetricia Et Gynecologica Scandinavica，2011，85（4）：413-421.

[6] Organization WH. Maternal and child undernutrition：global and regional exposures and health consequences [J]. Lancet，2008，371（9608）：243-260.

[7] Peña-Rosas JP, De-Regil LM, Dowswell T, et al. Daily oral iron supplementation during pregnancy（Review）[J]. Cochrane Database Systematic Revrews（Online），2012，12（12）：CD004736.

[8] De-Regil LM，Harding KB，Peña-Rosas JP，et al. Iodine supplementation for women during the preconception，pregnancy and postpartum period[M]. New Jersey：Wiley，2015.

[9] Mori R，Ota E，Middleton P，et al. Zinc supplementation for improving pregnancy and infant outcome [J]. Cochrane Database Systematic Reviews，2007，7（7）：CD000230.

[10] Chaffee BW，King JC. Effect of Zinc Supplementation on Pregnancy and Infant Outcomes：A Systematic Review[J]. Paediatric & Perinatal Epidemiology，2012，26：S1.

[11] Devakumar D，Stocks J，Ayres JG，et al. Effects of antenatal multiple micronutrient supplementation on lung function in mid-childhood：follow-up of a double-blind randomised controlled trial in Nepal[J]. European Respiratory Journal，2015，45（6）：1566-1575.

[12] Devakumar D，Fall CHD，Sachdev HS，et al. Maternal antenatal multiple micronutrient supplementation for long-term health benefits in children：a systematic review and meta-analysis[J]. BMC Medicine，2016，14（1）：90.

[13] Geng F，Mai X，Zhan J，et al. Impact of fetal-neonatal iron deficiency on recognition memory at 2 months of age[J]. The Journal of Pediatrics，2015，167（6）：S0022347615009579.

[14] Murray JS，White J. Vitamin A supplementation in infants and children[J]. Journal for Specialists in Pediatric Nursing，2016，21（4）：6.

[15] Chu DM，Meyer KM，Prince AL，et al. Impact of maternal nutrition in pregnancy and lactation on offspring gut microbial composition and function[J]. Gut Microbes，2016：7（6）：459-470.

[16] Kavle J A，Landry M. Addressing barriers to maternal nutrition in low-and middle-income countries：a review of the evidence and programme implications[J]. Maternal & Child Nutrition，2018，14（1）：e12508.

[17] Fischer WCL，Laura L，Linda A，et al. Does Childhood Diarrhea Influence Cognition Beyond the Diarrhea-Stunting Pathway? Public Library of Science，2012，7（10）：e47908.

[18] Simmer K. Long-chain polyunsaturated fatty acid supplementation in infants born at term. [J]. Cochrane Database Systematic Reviews，2008，66（1）：1.

[19] Libuda L，Mesch CM，Stimming M，et al. Fatty acid supply with complementary foods and LC-PUFA status in healthy infants：results of a randomised controlled trial[J]. European Journal of Nutrition，2016，55（4）：1633-1644.

[20] Black RE，Victora CG，Walker SP，et al. Maternal and child undernutrition and overweight in low-income

and middle-income countries[J]. The Lancet，2013，382（9890）：427-451.
[21] Fleischer DM，Spergel JM，Assa'Ad AH，et al. Primary prevention of allergic disease through nutritional interventions[J]. The Journal of Allergy and Clinical Immunology：In Practice，2013，1（1）：29-36.
[22] Randomized Feeding Intervention in Infants at High Risk for Celiac Disease[J]. New England Journal of Medicine，2014，371（14）：1304-1315.
[23] Szajewska H，Shamir R，Mearin L，et al. Gluten Introduction and the Risk of Coeliac Disease[J]. Journal of Pediatric Gastroenterology and Nutrition，2016，62（3）：507-513.
[24] Guardamagna O，Abello F，Cagliero P，et al. Impact of nutrition since early life on cardiovascular prevention[J]. Italian Journal of Pediatrics，2012，38（1）.
[25] Nupponen M，Pahkala K，Juonala M，et al. Metabolic syndrome from adolescence to early adulthood：effect of infancy-onset dietary counseling of low saturated fat：The Special Turku Coronary Risk Factor Intervention Project[J]. Circulation，2015，131（7）：605.
[26] 李勇 . 营养与食品卫生学 [M]. 北京：北京大学医学出版社，2005：430.
[27] Kipnis V. Empirical evidence of correlated biases in dietary assessment instruments and its implications[J]. American Journal of Epidemiology，2001，153（4）：394-403.
[28] 孙长灏 . 营养与食品卫生学 [M]. 8 版 . 人民卫生出版社，2017：214-217.
[29] Dong CX，Yin SA. The nutrition status of lactating women in China[J]. Zhonghua Yu Fang Yi Xue Za Zhi，2016，50（12）：1108-1113.
[30] 吴光驰 . 儿童营养与生长发育 [M]. 北京：中国协和医科大学出版社，2010.
[31] 苏宜香 . 小儿营养与营养性疾病 [M]. 广州：广东科技出版社，2005.

第三章　生命早期营养与成年期常见疾病风险

生命早期（一般指胎儿期和婴儿期）是生长发育的关键时期，这一时期正是机体各组织器官形成、发育及逐渐成熟的时期，该时期环境因素对胎儿及婴儿的发育有很大的影响。其中营养是一种重要的环境因素，胎儿期及婴儿期的营养状况不仅对当时的生长发育有重要影响，而且对成年后的健康状况也有重要影响。营养作为一种重要的环境因素，在生长发育的关键时期可作用于多个方面，从而对机体产生长期乃至终生的影响，即成年时的许多慢性病可能起源于生命早期，从而形成成年期疾病的胎儿起源学说。在本章中，我们将就生命早期营养与多种成年期常见疾病风险之间的关联展开讨论。

第一节　生命早期营养与肥胖

肥胖（obesity）是一种由多因素引起的慢性代谢性疾病。目前，肥胖人数在全球范围内快速升高，而我国自改革开放以来，随着居民膳食结构和生活方式的改变，肥胖率也在快速升高。肥胖增加了高血压、高脂血症、心脑血管疾病及某些癌症的发病率，而这些疾病又是人类死亡的最主要病因。因此，肥胖对人类健康的危害及由此造成的经济损失已经引起了广泛关注。本节重点讲述了生命早期的营养状况对肥胖的影响。

一、肥胖的流行病学现状与趋势

肥胖是指人体脂肪的过量储存，表现为脂肪细胞增多和（或）细胞体积增大，即全身脂肪组织块增大，与其他组织失去正常比例的一种状态。按发病原因，可分为三类：遗传性肥胖、继发性肥胖和单纯性肥胖，其中单纯性肥胖占绝大多数。

对于超重和肥胖，世界卫生组织是这样定义的：超重和肥胖的定义是可损害健康的异常或过量脂肪累积。体重指数（BMI）是身高别体重的简便指数，通常用于对成人进行超重和肥胖分类，其定义为体重（按 kg 计算）除以身高（按 m 计算）的平方（kg/m^2）。对成年人而言，体重指数大于等于 25 时为超重，大于等于 30 时为肥胖。对儿童而言，在对超重和肥胖做出定义时需考虑年龄因素，即对 5 岁以下儿童，超重为身高别体重大于 WHO 儿童生长标准中位数加 2 个标准差，肥胖为身高别体重大于中位数加 3 个标准差。对 5 ～ 19 岁儿童，超重为年龄别 BMI 大于中位数加 1 个标准差，肥胖为年龄别 BMI 大于中位数加 2 个标准差。

近年来，肥胖已成为全世界发展最为迅速的一种流行病。据 WHO 统计，1980—2014，世界肥胖人口数量翻了一番。截至 2016 年，成年人中肥胖人口数达到了 6 亿，超重人口更是有 19 亿之多。超重和肥胖是包括糖尿病、心血管疾病和癌症在内的若干慢性病的主要风险因素。超重和肥胖问题一度被认为仅限于高收入国家，但如今在低收入和中等收入国家，尤其是城市环境中，超重和肥胖人数呈急剧上升的趋势。在世界范围内，与超重和肥胖相关的死亡人数已经超过体重不足引起的死亡。在中国，2015 年全国 18 岁及以上成人超重率为 30.1%，肥胖率为 11.9%。

更令人担忧的是，儿童青少年的肥胖情况也很不容乐观。2016 年，全球有超过 3.4 亿名 5 ～ 19 岁儿童和青少年超重或肥胖，5 岁以下的超重或肥胖儿童也达到了 4 100 万，他们之中，近半数生活在亚洲，另有 1/4 生活在非洲。中国 6 ～ 17 岁儿童青少年超重率为 9.6%，肥胖率为 6.4%，且仍在持续增长中。

在生命早期，机体处于旺盛的细胞分裂、增殖、分化和组织器官形成阶段，对外界刺激非常敏感，并且会产生记忆（又称代谢程序化），这种记忆会持续到成年，对成年后的肥胖及相关慢性病的发生、发展有重要影响。而膳食营养因素是生命早期机体接触最早、刺激频率最高、刺激时间最长的外界因素。生命早期不良的膳食因素，包括孕妇营养缺乏或过剩、完全人工喂养、过早断乳、辅食添加不当等，不仅会直接影响婴幼儿体重及健康，还会增加成年后肥胖及相关慢性病的发病风险；相反，合理的喂养方式则有益于预防成年后肥胖的发生。

二、妊娠期营养与子代肥胖

（一）妊娠期营养对子代肥胖的影响

有证据表明，以下因素均可以独立增加子代婴儿期和童年期肥胖的可能性：孕妇营养不足（无论是全部营养素或个别营养素）、孕妇超重或肥胖，妊娠期体重增加过多，母亲高血糖（包括妊娠糖尿病）和吸烟。

孕妇产前营养过剩，包括孕妇孕前超重和妊娠期体重增加过多一直被认为与婴儿出生体重过重或童年期超重密切相关。大量事实证明，母亲的 BMI 和婴儿出生体重或未来儿童肥胖风险呈正相关。这一部分是由妊娠期过量的增重导致的，例如 2015 年我国一项大型研究表明，相比于妊娠期体重正常的母亲，孕前超重或肥胖或者妊娠期增重过多的母亲所生出的子代，3 ～ 6 岁时超重的风险增加了一倍。过量的妊娠期增重也会对母亲产生影响，即使是孕前体重不足或是平均体重的女性，妊娠期增重过多也会使怀孕后超重的风险相比增重正常者增加 3 倍，这也使得其之后再怀孕时很可能仍处于超重或肥胖状态。

孕前体重过重的女性患妊娠糖尿病的风险也会有所增加，并且会有更高的剖宫产率，这些都会导致子代的童年期超重的风险增高。此外，患有妊娠糖尿病的超重和肥胖女性分娩大于胎龄儿的风险分别增加 1.8 倍和 4.5 倍，而大于胎龄儿本身也是童年期肥胖的独立危险因素。

饮食影响的时间因素也很重要，相比于妊娠晚期，孕妇妊娠早期膳食血糖指数和总膳食血糖负荷较高，其子代 4 ～ 6 岁时肥胖的概率更高。最新证据表明，通过 24 h 膳食回顾和健康饮食指数评分，发现母亲膳食营养过剩的话，即使不考虑母亲的孕前 BMI 和总能量摄入，这也可以增加新生儿肥胖风险。至于胎儿子宫内生长中最理想的特定常量营养素范围，尚未得到确认。

最后，母亲的饮食可能会以其他方式影响儿童的饮食习惯。有证据表明，与食物相关的感官体验可以在子宫内就开始形成，并可能在建立食物偏好方面发挥作用。食物的各种口味可以从母亲的饮食传递到羊水，这种体验可以影响子代将来对类似味道食品的接受度，例如，在妊娠晚期饮用胡萝卜汁的母亲，其婴儿在添加辅食时会表现出对胡萝卜味道的偏爱。

（二）妊娠期营养影响子代肥胖的机制

生命早期营养可通过细胞和分子水平永久性地改变胎儿的基因表型。这种基因表型的改变并不是通过改变 DNA 的序列，而是改变基因的表达及功能，并且这种改变具有遗传性。如母亲营养状况可能通过影响早期表观遗传重编程过程以及胎儿肠道菌群的早期建立，导致脂肪生成和代谢的基因表达发生变化，最后引起童年期乃至成年期的肥胖。

从受精卵形成开始，整个早期胚胎发育过程中 DNA 甲基化水平会经历明显降低、再升高、最后趋于稳定的这样一个过程，与细胞分化有关的组蛋白修饰也受到甲基化与乙酰化的调节。营养过度和营养不良均可以通过改变表观遗传机制，如 DNA 甲基化、组蛋白修饰等，导致特定脂肪生成相关基因与代谢相关基因的改变，如妊娠期能量摄入过多会导致子代脂肪细胞分化和脂肪合成相关基因表达上调、出生时皮下脂肪增多，并导致远期肥胖、胰岛素抵抗的发生。甲基供体的补充剂，如叶酸，尽管没有参与甲基化的过程，也可为生长发育过程提供甲基供体，从而影响子代发育。

脂代谢异常是影响成年期肥胖发生的重要机制，胎儿对营养摄入不良所做出的适应性改变可被永久性编程，并对机体产生长期甚至终生影响。如二战期间荷兰大饥荒、我国三年自然灾害的孕妇，按照食物匮乏的生活条件为腹中的胎儿“设定基因程序”，增加子代的食欲，以储存更多的脂肪。但是，如果子代成长过程食物充足，那么他们超重、肥胖的概率就会大大增加。

三、婴幼儿营养与成年期肥胖

新生儿在出生后，其饮食和行为都在婴儿护理人员的直接控制之下。出生内两年有一个独特的机会，可以充分利用儿童的可塑性来教育儿童接受合理的饮食模式。所以，在父母指导下促使婴儿采取健康的饮食行为，要比之后改变其饮食行为模式要行之有效得多。此外，初为人母的女性会更加有动力，会尝试做出符合新生儿利益的最佳选择。因此，根据我们目前所掌握的知识，通过采用适当的喂养方法、饮食和相关方面的行为，在生命的最初两年内处理好与健康成长相关的可控因素，是对儿童未来饮食的独一无二的塑造。

在本节中，我们将重点讨论影响儿童健康成长（主要是预防婴儿期体重、BMI 或体脂率增长过快）的一些方法和儿童健康饮食行为的培养等。这也符合世界卫生组织关于终止儿童肥胖的报告中的呼吁：为幼儿期的健康饮食、睡眠和活动提供指导和支持，确保儿童健康成长、养成良好的习惯。

（一）母乳喂养与子代肥胖

母乳喂养是所有人类婴儿出生后几个月内最理想的唯一营养来源，在优化婴儿生长发育和健康方面存在诸多益处。当前，虽然全球母乳喂养的开始时间和持续时间都有所改善，但一些情况下，高收入国家的母乳喂养持续时间仍然偏短；而在低收入和中等收入国家，也只有 37% 的半岁以下婴儿是纯母乳喂养。在这些情况下，缺乏母乳喂养、使用不适当的母乳代用品，以及过早或不适当地添加辅食，都会导致严重的后果。

母乳喂养的婴儿在出生后几个月内的生长轨迹会有所不同，通常体重增加较少，体脂率低于配方喂养的同龄儿，而且增重更慢，尤其是在 3 个月之后。由于在出生后第 1 年体重迅速和（或）过度增加是肥胖风险的主要预测指标，母乳喂养就成为了降低肥胖风险的第一个主要可控因素。绝大多数研究表明，母乳喂养和不同年龄段的肥胖风险之间都存在一定程度的负相关关系。

母乳喂养降低超重或肥胖风险的机制尚不明确，可能与以下因素有关：

- 婴儿配方奶粉的能量密度和蛋白质含量普遍高于母乳。与母乳中存在的蛋白质相比，婴儿配方食品中的蛋白质经常会出现相对过量。此外，母乳中的蛋白质水平从婴儿出生的最初几个月起逐渐减少，而专门的配方奶粉喂养儿在第 1 年中始终保持高蛋白质水平。随着技术的改善，婴儿配方食品中蛋白质的营养质量也会不断提升，因此在未来，它越来越有可能在降低母乳代用品中蛋白质的含量的同时，满足婴儿的生长发育需求。
- 配方奶中含有较多的支链氨基酸，被机体代谢后转化成葡萄糖，葡萄糖能刺激胰岛素的分泌。胰岛素可促进脂肪细胞的体积增大、数目增多，进而引起脂肪堆积。
- 母乳喂养儿体内瘦素水平显著高于非母乳喂养儿，而瘦素是一种多肽类激素，由肥胖基因编码，被脂肪细胞分泌，瘦素缺乏会导致肥胖。
- 母乳中含有长链多不饱和脂肪酸，长链多不饱和脂肪酸能抑制神经递质如多巴胺、5-羟色胺的释放，这些物质可控制食欲和产生饱腹感，对预防肥胖的发生有重要作用。
- 其他机制也可能导致纯母乳喂养儿与非母乳喂养儿的差异。与母乳喂养的自然母子双向反馈机制相比，如果父母和看护人对人工喂养不熟悉，不能及时关注婴儿的饥饿和饱腹的提示，就很容易忽略婴儿的饱腹感信号。婴儿期人工喂养的方式也可能对以后母亲的喂养方式和儿童 6 岁之前的饮食行为产生长期影响。母亲在婴儿早期鼓励婴儿把奶瓶中的奶喝光，增加了母亲向婴儿进食的施压以及婴儿低饱腹感的可能性。因此，奶瓶喂养本身和相关的行为也是婴儿体重快速增加和非母乳喂养儿之后肥胖的风险因素。

最后，不管母亲的孕前 BMI 如何，母乳喂养会有助于产后体重保持较低水平。因此，这可以降低未来再次怀孕时孕前体重过高的可能性，从而降低子代的肥胖风险。

（二）辅食添加与成年期肥胖

对于早期辅食（母乳以外的固体食物或婴儿配方奶粉）添加中的“早期”，人们一直存在争论，各项研究的结果得出的出生后 4 个月内添加辅食带来的影响也并不一致。英国一项针对大量婴儿的试验显示，如果过早给婴儿提供了固体食物，那么其在 4 个月内的能量摄入会更高，并且这种高能量摄入会导致儿童在 0 ~ 3 岁期间的体重增加更多，以及 1 ~ 5 岁期间 BMI 增长更快。一些发展中国家的案例表明，如果没有在 6 个月之前进行纯母乳喂养，而是过早开始食物和饮料喂养，还可能会提高营养不良、生长发育迟缓和感染的风险。

除此之外，婴儿尚未建立完善的粗大运动技能（由头部、颈部和躯干控制的运动），也没有充分的口腔运动技能（舌头动作、咀嚼和吞咽）来处理添加的固体食物，因此，在 4 个月之前不建议引入固体食物。

那么为什么有些父母会过早添加辅食呢？除了母亲本身奶水不足外，社会和文化因素起着主要作用。在美国 Clayton 等的一项研究中发现，受教育程度较低的单身年轻母亲，更容易在婴儿 4 个月之前就添加辅食。这些母亲提到的添加辅食的动机主要有：“宝宝已经足够大了，可以开始吃固体食物了”“宝宝很多时候似乎很饿”“这会让宝宝晚上睡得更久”等，而只有近一半的母亲是因为医生或医疗保健专业人员建议给婴儿开始添加辅食才开始添加辅食的。为了延长纯母乳喂养的持续时间，预防儿童之后饮食质量问题和潜在的过量能量摄入与高体重增加率，应当走出上述误区，避免过早添加辅食。

（三）婴幼儿睡眠与成年期肥胖

婴幼儿时期的睡眠状况也可能为成年期的肥胖带来一定的影响。有横断面研究表明，对于睡眠时间较短的婴幼儿，其成年期肥胖风险将会持续增加。来自 16 个国家的 29 项研究数据显示，睡眠时间不足将会提高成年期体脂率超标乃至超重、肥胖的风险。此外，入睡过晚也被发现是儿童、青少年超重和肥胖的危险因素。多项观察性研究记录了睡眠持续时间过短与肥胖、超重之间的关系。在美国 Taveras 等的研究中，每天睡眠时间少于 12 h 的婴儿趋向于有较高的 BMI，并且 3 ～ 5 岁时肥胖的风险也会增加。到 7 ～ 9 岁时，肥胖概率最高的儿童人群也往往会是那些在婴儿期和幼儿期睡眠不足者。

睡眠和超重肥胖之间关联的潜在机制可能是多种多样的。在成人中，睡眠不佳与生长素释放肽的增加和瘦素的减少有关，这种关系尚未在婴儿中进行研究。更有可能起到作用的是，在生命的最初几个月，睡眠模式和喂养方式紧密相连。喂养，特别是人工喂养和辅食添加通常被父母用作婴儿哭闹时的辅助睡眠手段，因此会在无意中导致过多的能量摄入，并且可能导致婴儿饱腹感模式的转变。

也有研究者提出通过使用其他方法来辅助睡眠，从而替代过多的喂养、增加儿童夜间睡眠持续时间，这些干预措施也颇显成效。

第二节　生命早期营养与 2 型糖尿病

糖尿病（diabetes mellitus，DM）是一组以慢性血葡萄糖（简称血糖）水平增高为特征的代谢性疾病，其临床表现为“三多一少”（多食、多饮、多尿和体重减少），久病可引起多个系统损害，病情严重或应激时可发生代谢紊乱和酮症酸中毒。在本节中，我们将重点关注生命早期营养状况对成年期 2 型糖尿病的影响。

一、糖尿病的流行病学现状与趋势

糖尿病是由于胰岛素分泌绝对或相对不足以及靶组织细胞对胰岛素敏感性降低，导致糖、蛋白质、脂肪、水和电解质等代谢紊乱，引起高血糖和糖尿。大多数糖尿病患者的典型临床表现为“三多一少”，如不及时治疗和控制血糖，患者将会合并心血管、眼、肾、神经系统、皮肤等多组织损伤或疾病。

按照临床分型，糖尿病可以分为两大类，即胰岛素依赖型糖尿病（insulin-dependent diabetes mellitus，IDDM），也叫 1 型糖尿病（type 1 diabetes，T1DM）和非胰岛素依赖型糖尿病（noninsulin-dependent diabetes mellitus，NIDDM），也叫 2 型糖尿病（type 2 diabetes，T2DM）。其中 2 型糖尿病多发病于中老年，且占糖尿病患者总数的 90% 以上。此外，孕妇在妊娠前糖代谢正常或有潜在糖耐量减退，妊娠期才出现的糖尿病，则称为妊娠糖尿病（gestational diabetes mellitus，GDM）。

《中国 2 型糖尿病防治指南（2013 版）》中明确指出了我国糖尿病的诊断标准（表 3-1）。

表3-1　糖尿病的诊断标准

诊断标准	静脉血浆葡萄糖水平（mmol/L）
（1）典型糖尿病症状（三多一少）加上随机血糖检测	≥ 11.1
或加上（2）	
（2）空腹血糖检测	≥ 7.0
或加上（3）	
（3）葡萄糖负荷后 2 h 血糖检测	≥ 11.1
无糖尿病症状者，需改日重复检查	

摘自：中国医学会糖尿病分会．中国 2 型糖尿病防治指南（2013 年版）．中华糖尿病杂志，2014，6（7）：447-498.

随着糖尿病在各人口大国的患病率和死亡率逐渐上升，糖尿病的患病人数和死亡人数在全球均呈上升趋势。国际糖尿病联盟（International Diabetes Federation，IDF）数据显示，2017 年全球 20 ～ 79 岁糖尿病患者总数为 4.25 亿，占该年龄段人口总数的 8.8%，预计到 2045 年，上述两个数字将分别增至 6.29 亿和 9.9%，18 年间全球糖尿病患者将增加 2.04 亿。同期数据表明，2017 年全球 20 ～ 79 岁糖尿病患者死亡人数为 400 万，占该年龄段死亡总数的 10.7%。

糖尿病的流行特征有明显的类型、地域和人群分布差异。从类型分布来看，T2DM 患者所占比例最高（85% ～ 95% 甚至更高），T1DM 和 GDM 均呈较高的发病率，全球未确诊的糖尿病和糖尿病前期患者人数众多（1.75 亿和 3.15 亿）。从人群分布来看，男性多于女性（1.98 亿和 1.84 亿），城市多于农村（2.46 亿和 1.36 亿），40 ～ 59 岁年龄段患者人数最多，患者中超过 80% 来自中低收入国家，发展中国家患病率增长速度快于发达国家（69% 和 20%）。从区域分布来看，西太平洋地区患者总数最多（1.38 亿），拉丁美洲患病率增长最快，非洲患者死亡率最高，欧洲儿童 T1DM 患病率最高，并增长速度最快。

我国是全球糖尿病患者人数最多的国家，2017 年 IDF 统计数据显示，我国 20 ～ 79 岁糖尿病患者为 1.14 亿，预计到 2045 将增至 1.34 亿。国内研究亦表明，我国糖尿病及糖尿病前期患者人数正在迅速增加。2007 年 6 月至 2008 年 5 月的大样本抽样调查显示，我国糖尿病及糖尿病前期患者人数分别为 0.92 亿和 1.48 亿，各占全国成人总数的 9.7% 和 15.5%。2013 年的流行病学调查显示我国糖尿病及糖尿病前期患者分别增至 1.14 亿和 4.93 亿，成人占比也上升至 11.6% 和 50.1%。我国糖尿病患病率有明显的城乡和地域分布差异，城市患病率是农村的 1.5 倍（7.8% 和 5.1%），台湾和香港的患病率高于大陆（分别为大陆的 1.5 倍和 2.0 倍），总体来说，地方经济越发达，糖尿病患病率越高。从年龄分布来看，老年人糖尿病患病率一直居高不下，而年轻的糖尿病前期患者也越来越多。

二、生命早期营养对成年期 2 型糖尿病的影响

生命早期营养状况改变可能会改变其表观遗传修饰，导致线粒体氧化应激、内质网应激等，进而出现胰岛 β 细胞功能障碍、胰岛素分泌减少、胰岛素抵抗。而这些都是 2 型糖尿病的基本病理生理改变。因此，生命早期营养状况与成年期 2 型糖尿病之间有着密切关联。本节将重点介绍胎儿与婴幼儿时期的营养状况对于成年期 2 型糖尿病的影响。

（一）妊娠期营养与子代 2 型糖尿病

孕妇如果妊娠前糖代谢正常或有潜在糖耐量减退，妊娠期才出现糖尿病，则称为妊娠糖尿病（GDM）。DOHaD 理论认为，在早期发育过程中经历了不利因素，如母亲营养失衡、胎盘功能不良等，将会增加其成年后慢性疾病如代谢综合征、心血管疾病等的发病概率。胰岛素抵抗本为妊娠期的一个正常过程，尤其是妊娠晚期对胰岛素敏感度的下降达到 45% ~ 80%。因为胎盘因子、雌激素、黄体酮具有抗胰岛素作用，妊娠期体内抗胰岛素样物质普遍增多，但 GDM 的母亲不能适应该变化，胎儿处于高血糖症、高胰岛素血症的宫内环境，这会抑制胎儿发育或因促进蛋白质、脂肪合成，抑制脂解作用而导致过度发育，而这些代谢异常发生于生命早期，胎儿对代谢异常易感性高，出生后容易发生胰岛素抵抗，进而易患 2 型糖尿病。也就是说，如果孕妇患有妊娠糖尿病，或者糖耐量降低，将会导致子代 2 型糖尿病风险增高。宫内营养不良可能通过“节约基因表型”、代谢酶功能损害、激素轴紊乱等途径对胎儿造成影响，虽然目前该作用的影响机制尚未完全明确，但国内外已有大量研究证明了这一趋势。

出生体重可以作为胎儿宫内生长发育的评价指标，这一指标与成年期慢性疾病，包括 2 型糖尿病存在密切关联。低出生体重儿成年后会更容易出现糖耐量降低，2 型糖尿病风险升高，这一观点已被广泛接受；而高出生体重儿，即巨大儿也是 2 型糖尿病一个可能的危险因素。因此，出生体重与成年期 2 型糖尿病的总体患病率基本上呈倒“U”型关系。

妊娠期的体力活动也是子代 2 型糖尿病的一个重要影响因素。有研究称，孕前积极从事体力活动者，其 GDM 风险明显降低，其子代患 2 型糖尿病的风险也相应减小，且从事体力活动的时间和能量消耗值与患糖尿病的风险成反比。另有研究表明，即使孕妇本身并无肥胖或糖尿病，妊娠期高脂饮食仍可能导致子代罹患糖尿病的风险增加。出生前暴露于高脂饮食（脂肪含量高于 45%）可改变子代肝基因的表达，使他们更容易发生糖生成过量，引起早期胰岛素抵抗和糖尿病。此外，妊娠期吸烟可能会导致胎儿宫内营养不良、新陈代谢处于饥饿状态，这也是子代糖尿病的一个重要危险因素。

（二）婴幼儿期营养与 2 型糖尿病

研究发现母乳喂养 3 ~ 6 个月，可以减少婴儿胰岛素抵抗和代谢综合征的发生率，而配方奶粉则有相反作用，婴儿配方奶粉的喂养通常加速了婴儿早期追赶生长的过程。有研究认为母乳中含有大量的长链不饱和脂肪酸，可以促进内皮细胞一氧化氮的合成和抑制炎症因子、肿瘤坏死因子等，减少胰岛素抵抗。给予不饱和脂肪酸饮食喂养的婴儿，胰岛素敏感性明显优于未给予不饱和脂肪酸饮食喂养的婴儿。这些都说明母乳喂养有助于提高胰岛素敏感性。此外，母乳喂养可以降低子代在青少年时期发生 T2DM 的风险，这可能有母乳喂养具有预调节童年期体重的作用的原因。相较于婴儿配方奶粉，母乳更容易让婴儿产生饱腹感，不管是从短期还是长期来看母乳喂养儿肥胖的可能性都要更低，因而患 T2DM 的风险也比较低。

第三节　生命早期营养与心血管疾病

广义的心血管疾病（cardiovascular disease，CVD）是一组以心脏和血管异常为主的循环系统疾病，它包括心脏疾病、肺循环疾病，以及脑血管疾病。心脑血管疾病是一种严重威胁人类的疾病，它是50岁以上中老年人的常见病，具有高患病率、高致残率和高死亡率的特点，全世界每年死于心脑血管疾病的人数居各种死因首位。本节将重点介绍生命早期营养对成年期心血管疾病的影响。

一、心血管疾病的流行病学现状与趋势

根据国际疾病分类，CVD包括急性风湿热、慢性风湿性心脏病、高血压、缺血性心脏病（即冠心病）、肺源性心脏病和肺循环疾病、脑血管疾病，以及其他心脏和循环系统疾病。

总体上看，中国CVD患病率及死亡率仍处于上升阶段。据推算CVD现患人数约2.9亿，其中脑卒中1 300万，冠心病1 100万，肺源性心脏病500万，心力衰竭450万，风湿性心脏病250万，先天性心脏病200万，高血压2.7亿。CVD死亡占居民疾病死亡构成的40%以上，居首位，高于肿瘤及其他疾病。近几年农村CVD死亡率持续高于城市水平。目前，CVD死亡占城乡居民总死亡原因的首位，农村为45.01%，城市为42.61%。今后10年心血管病患病人数仍将快速增长。2015年农村居民CVD死亡率为298.42/10万，其中心脏病死亡率为144.79/10万，脑血管病死亡率为153.63/10万；城市居民CVD死亡率为264.84/10万，其中心脏病死亡率为136.61/10万，脑血管病死亡率为128.23/10万。心血管疾病负担日渐加重，尤其是农村居民的CVD死亡率大幅增加。

二、生命早期营养对成年期心血管疾病的影响

生命早期营养不良可增加心血管疾病死亡率、发病率，还可使心血管疾病生物危险因素的危险度增加。本节将从胎儿宫内营养和出生后早期营养两方面分析生命早期营养与成年期心血管疾病的关联。

（一）胎儿宫内营养与心血管疾病

胎儿宫内营养状况可能通过以下途径对成年期心血管疾病的发病产生影响。

1．宫内营养不良与高血压

D.J.P Barker等对1935—1943年间在Preston出生的449名46～54岁男性和女性的出生体重、胎盘重量和成年期高血压之间的相关性进行研究，发现收缩压和舒张压与胎盘重量、出生体重相关。随着胎盘重量的降低和出生体重的增加，收缩压明显上升，血压最高的人群是出生体重最轻而胎盘重量大者。该研究是表明宫内环境对成年期血压有重要影响的首个研究。Sheila等也发现，宫内发育迟缓的7岁儿童收缩压和舒张压均较同龄正常出生体重儿高。并且随着年龄增加，收缩压与出生体重的相关性逐渐增大。

2．宫内营养不良与脂类代谢紊乱

D. J. P Barker等的研究发现，出生时腹围小者血清总胆固醇浓度、低密度脂蛋白（low density lipoprotein，LDL）胆固醇浓度及载脂蛋白（apolipoprotein B，ApoB）浓度升高，可见成年期血清胆固醇浓度升高与妊娠末期发育迟缓有关。此时胚胎发育不良对肝发育产生了不利影响，而肝发育障碍可永久性改变LDL胆固醇代谢。还有研究表明，有低出生体重史的成人血浆中ApoB浓度升高，ApoB/ ApoA1比值增高。由于这二者被认为是动脉粥样硬化形成的最敏感的预报指标，可能提示低出生体重与成年期动脉粥样硬化有关。血清三酰甘油也被发现与出生体重呈负相关。

3. 生命早期营养与血浆纤维蛋白原

有研究证明，卒中的危险度与低出生体重（相同头围胎儿比较）相关，且胚胎发育迟缓与血压持续升高和血浆纤维蛋白原浓度升高有关，而这两个因素又是卒中的危险因素。卒中的危险度随童年期身高的加速增长而增加。有关血浆纤维蛋白原浓度与出生体重相关性的研究结果尚无统一结果，但现有证据表明，随着出生体重的升高，血浆纤维蛋白原的浓度也很可能升高，而其浓度升高是冠心病的危险因素。

此外，胰岛素抵抗综合征也是心血管疾病的危险因素之一。胎儿在宫内营养不良，将会引起胰岛素抵抗，从而导致成年后心血管疾病发病风险升高。

目前已知的由于宫内营养不良所致成年期慢性病（主要是心血管疾病）的机制有如下几种。

（1）肾细胞数减少：低体重儿的肾体积较小，肾单位的数量也少，经过每个肾单位的血流量就相对增多，长期下去会导致未成熟的肾单位死亡，继而血压升高，如此周而复始形成恶性循环。

（2）激素和代谢的调整：营养不良的胎儿会形成一种“节俭”的方式来处理营养物质，其组织对胰岛素的作用产生抵抗，减少运送到肌肉组织中的糖，以维持一定的血糖浓度来保证大脑的发育，从而为日后发生 2 型糖尿病和其他慢性疾病留下隐患。

（3）易感性：低体重儿日后在不利的生活环境中更易受到伤害。生命早期的激素轴和代谢酶功能损害也会对日后慢性病，尤其是心血管疾病造成不良影响。

（二）出生后早期营养与心血管疾病

早产儿在出生时各器官尚未发育成熟，生活能力较弱，大部分也会出现不同程度的营养缺失，表现为早产儿宫外生长迟缓。研究发现此类儿童青春期 BMI 明显低于正常值，但其收缩压和舒张压都明显升高，并伴随有血糖升高和高密度脂蛋白降低。这个发现提示早产儿宫外生长迟缓对成年期心血管功能有潜在的威胁。

出生体重较轻的儿童，在童年期和青春期都会出现一定程度的赶上生长。有研究发现，出生时体格较小的儿童，在童年期会出现一段快速增长期，部分可在 7 岁前后追赶至正常水平，但是童年期 BMI 增长的速度与成年期高血压、冠状动脉粥样硬化心脏病发病率呈正相关。另有研究发现，小于胎龄儿在出生后分别采用标准饮食配方和营养素加强配方进行喂养，后者在 6 ~ 8 岁时舒张压和平均动脉压都高于前者。

妊娠期暴露于不良因素的胎儿，如果在生命早期尽早干预（如饮食结构调整和适当运动），避免过于富足的营养环境，使得出生后环境与出生前不良环境相匹配，可在一定程度上降低成年期慢性疾病的发病风险。但目前对于如何调整饮食结构的具体细节、具体的干预时间等众多问题仍需要进一步探索。

第四节　生命早期营养与过敏性疾病

近一百年来人类的生活卫生条件得到巨大改善，许多疾病特别是传染性疾病得到了很好的控制，然而，过敏性疾病的发病率却逐年增加。过敏性疾病影响儿童和成人的生活质量，严重者甚至危及生命，它已成为全球关注的公众卫生问题。

免疫系统的形成始于胎儿时期，而过敏性疾病是一种免疫系统疾病，其潜在发病机制是复杂和多层面的。经过多年的研究，人们逐步认识到过敏性疾病与遗传因素有关，此外，越来越多的证据显示其他一些因素也会影响成年期过敏性疾病的发生，如微生物、生活方式、饮食习惯和环境污染等。生命早期是一个特殊的时期，该时期的营养状况与成年期许多疾病有关，研究发现母亲妊娠期和哺乳期的营养膳食状况、婴幼儿时期的营养膳食状况与成年期过敏性疾病的发生有着密切的联系。在本节中，将对妊娠期母亲营养、哺乳期母亲营养及婴幼儿时期的营养与子代过敏性疾病的关系进行介绍。

一、过敏性疾病的流行病学现状与趋势

常见的过敏性疾病有过敏性鼻炎、过敏性皮炎、过敏性哮喘、结膜炎、湿疹、食物过敏、药物过敏和严重过敏反应等。据世界变态反应组织（World Allergy Organization，WAO）统计，近 30 年间，过敏性疾病的发生率至少增加了 3 倍，目前全球总患病率已达 22%。预计在 20 年后，工业化国家中 50% 的人口将患上过敏性疾病。过敏性疾病已被 WHO 列为 21 世纪重点防治的三大疾病之一。我国过敏性疾病的发病率超过 20%，治疗费用也在所有疾病系列的前列。

1．过敏性鼻炎的流行病学研究

根据 2011 年中国 18 个中心城市的过敏性鼻炎患病情况调查研究，全国过敏性鼻炎的平均患病率为 17.6%，高于 2005 年 11.1% 的患病率，呈现上升趋势。国外一项调查数据显示，在工业化国家中变应性鼻炎在儿童和成人中的发病率分别为 40%、10% ～ 30%，根据推算在未来的 15 年中西方国家过敏性鼻炎的发病率将会达到 50%。

2．过敏性结膜炎的流行病学研究

由于结膜与鼻黏膜均属于黏膜上皮，过敏原在激发过敏性鼻炎的同时也会导致过敏性结膜炎的病理过程。研究发现过敏性结膜炎和过敏性鼻炎具有相同的流行病学、炎症反应、病理生理学过程。

3．哮喘的流行病学研究

哮喘是一种慢性病，以呼吸急促和喘息反复发作为特征，在所有年龄段的人群中都会发生。季节性过敏如不经治疗，25% ～ 38% 将发展为哮喘，最终成为慢性哮喘、肺气肿、肺心病。哮喘不仅仅是高收入国家的一个公共卫生问题，该病发生在所有国家。目前全球有大约 2.35 亿人罹患哮喘，80% 以上的哮喘死亡情况发生在低收入和中下收入国家。2015 年全球报告发生了 38.3 万例死亡，多数死亡发生在老年人中间。根据中国 18 个中心城市的调查，中国哮喘的患病率约为 5.8%。哮喘是儿童中最常见的慢性病，目前我国约有哮喘患儿 600 多万，现在正以每十年 20% ～ 50% 的比率增长，哮喘已经成为仅次于癌症的世界第二大致死或致残疾病。且全球仍有近三成患儿没有得到及时诊断。

4．食物过敏的流行病学研究

食物过敏表现为吃了易过敏的食物而发病，病情有 2 种类型：一种是速发型过敏反应，表现为吃了致敏食物 2 h 内出现呕吐、腹痛、腹泻，可能会发热，甚至呕血、便血，发生过敏性休克；另一种为缓发型过敏反应，在吃了过敏性食物后 2 d 内出现荨麻疹、血尿、哮喘发作等。调查表明公众自诉有食物过敏者大约占 15%，Bock 等研究发现大约 8% 小于 3 岁的儿童可能有过食物过敏的经历。

二、妊娠期营养与子代过敏性疾病

妊娠期膳食评估一般采用膳食回顾法或食物频率法，许多观察性研究探索过妊娠期膳食与子代过敏性疾病之间的关系。这些观察性研究中有前瞻性的研究，也有回顾性研究，各个研究之间的结果存在一定差异。

（一）日常饮食与过敏性疾病

日常生活中摄入的食物多种多样，有很多研究探索过妊娠期摄入的食物与子代过敏性疾病发生之间的关系。那么，妊娠期摄入鱼、蔬菜和水果、奶制品、蛋类和坚果等与子代过敏性疾病的发生有什么关系呢?

1．鱼类

鱼类富含 n-3 多不饱和脂肪酸、硒和维生素 D 等能够对免疫功能起到调节作用的营养素，妊娠期多摄入鱼类是否可以作为预防子代过敏的饮食策略还尚不完全清楚，但研究显示孕妇多摄入鱼类（每周 1 ～ 3 次）有利于预防子代过敏性疾病的发生。截至目前，至少有 7 项观察性研究发现了母亲在妊娠期多摄入鱼类与儿童过敏性疾病的减少有关，包括可以减少儿童湿疹、儿童哮喘等疾病的发生。Noakes 等的随机对照试验研究探索了妊娠期摄入富含脂肪的鱼类与婴儿免疫系统及过敏性疾病的关系，该 RCT 试验设置了干预组和对照组两个组，干预组每周摄入两份三文鱼（三文鱼中含有丰富的不饱和脂肪酸），对照组保持摄入低脂肪鱼类的饮食习惯，在妊娠期进行 20 周的干预研究。结果发现，干预组的新生儿免疫应答水平高于对照组，但是婴儿 6 个月时，婴儿湿疹发生率及免疫原敏感性这两个指标在两组之间无显著差异。因此，关于妊娠期多摄入鱼类与子代过敏性疾病发生的关系还需要进一步研究。

2．蔬菜和水果

关于妊娠期蔬菜、水果摄入量与子代过敏性疾病之间的关系众说纷纭，目前尚无较统一的观点。诸多研究发现，有些蔬菜、水果可减少过敏性疾病发生，但另外一些蔬菜、水果可增加过敏性疾病发生。值得注意的是，妊娠期绿色和黄色蔬果的摄入有利于减少早期儿童湿疹，叶类蔬菜和一些水果（如苹果）有利于降低童年期哮喘的风险，而芹菜和柑橘类与增加过敏原敏感性有关。此外，有研究发现，妊娠期饮用大量果汁可增加儿童过敏性鼻炎的发病率。

3．奶制品

有些研究显示妊娠期奶制品的摄入与儿童哮喘、湿疹、过敏原敏感性等无关。然而有些研究发现，妊娠期较多的奶制品摄入与减少婴儿湿疹、2 ～ 3 岁儿童哮喘有关联。出现上述现象的原因有学者认为可能是由于奶制品中含有维生素 D，有证据显示妊娠期维生素 D 与子代过敏性疾病发生降低有关；此外，还有学者认为这与奶制品中含有的脂肪有关。丹麦的一个出生队列研究发现，妊娠期摄入全脂奶或全脂奶酪有利于降低 18 个月幼儿哮喘的发病率，而妊娠期饮用半脱脂牛奶与 18 个月幼儿哮喘的发病率呈正相关，低脂奶酪摄入与童年期哮喘和过敏性鼻炎的发病率也呈现出正相关。这些证据显示，妊娠期摄入奶制品中的脂类可能有助于减少儿童呼吸系统过敏性疾病的发生。

4．蛋类和坚果类

过去的 10 ～ 15 年里，关于妊娠期是应该避免还是摄入蛋类和坚果类的争论从未停止，这是因为蛋类和坚果类被认为是有潜在致敏性的食物。在此之前，有些回顾性研究发现，妊娠期吃较多的花生是儿童花生过敏的危险因素。但是由于这些是回顾性研究，而且这些参加研究的家庭具有食物（牛奶/蛋类）过敏史，可能存在“反向因果”现象及回忆偏倚。而在美国进行的大型人群前瞻性观察性研究，探索了围孕期花生和坚果的摄入量与儿童花生坚果过敏性疾病的关系，结果发现较高的花生和坚果摄入量（每周至少5次）有利于降低子代花生坚果过敏性疾病的发生风险。Maslova等的前瞻性研究也发现，妊娠期摄入蛋类和坚果（至少每周1次）有利于减少儿童哮喘的发生，也有研究中发现妊娠期坚果摄入与儿童过敏性疾病无关。与此类似，有观察性研究发现妊娠期奶制品的摄入与儿童过敏性疾病无关。由上述能够看出，诸多研究之间存在分歧，未来关于妊娠期蛋类和坚果类摄入与子代过敏性疾病关系的研究仍是一大研究方向。

（二）特定的免疫调节膳食构成与过敏性疾病

除了膳食中最常见的鱼、蔬菜和水果、奶制品、蛋类和坚果等，n-3多不饱和脂肪酸、益生元、抗氧化物质、叶酸、维生素D等与过敏性疾病的关系也备受关注。

1．n-3多不饱和脂肪酸

n-3多不饱和脂肪酸不仅具有抗炎作用、免疫调节功能，而且在促进婴幼儿视网膜、大脑和神经系统发育等诸多方面发挥作用。此外，n-3多不饱和脂肪酸与过敏性疾病的发生也存在一定的联系。许多研究发现n-3多不饱和脂肪酸可预防过敏性疾病发生，流行病学调查显示近年来过敏性疾病发生率的增高与n-3多不饱和脂肪酸摄入量减少呈现同步趋势。此外，诸多研究发现过敏性疾病发病风险增加与妊娠期鱼类摄入量减少有关。在妊娠中晚期补充n-3多不饱和脂肪酸可以降低子代过敏原敏感度及过敏性疾病的发生率，例如孕妇补充n-3长链多不饱和脂肪酸有利于减少儿童蛋类过敏性疾病和过敏性湿疹的发生率。对脐带血中的相关指标进行检测，也发现妊娠期补充鱼油降低了新生儿氧化应激反应和中性粒细胞水平。Cochrane的一篇综述研究显示，补充n-3长链多不饱和脂肪酸有利于减少3岁以下儿童IgE介导的过敏性疾病，但是对3岁以上儿童没有显著效果。虽然目前的研究显示妊娠期补充n-3多不饱和脂肪酸对减少子代过敏性疾病的发生有益，但是关于妊娠期补充n-3多不饱和脂肪酸的具体作用及其机制并不完全明确，而且n-3多不饱和脂肪酸的推荐摄入量也不明确，这些问题仍需进一步研究。

2．益生元

益生元是指不被人体消化系统消化和吸收，能够选择性促进宿主肠道内原有的一种或几种有益细菌（益生菌）生长繁殖的物质。益生菌的繁殖增多，可抑制有害细菌生长，从而可达到调整肠道菌群、促进机体健康的目的。常见的益生元有乳果糖、异麦芽糖寡糖。

肠道菌群以及菌群的遗传物质是免疫系统正常发展的重要影响因素。肠道菌群不仅对于维持肠道屏障功能有着重要作用，还对肠道内炎症反应过程有影响。肠道菌群发生改变，将会引起肠道炎症，并会导致肠稳态被打破，从而影响免疫系统的形成。肠道菌群易受日常饮食的影响，如膳食纤维的摄入会影响肠道菌群的发酵产物——短链脂肪酸的产生。短链脂肪酸能够发挥抗炎作用，并与肠黏膜屏障及免疫细胞（如T细胞和树突状细胞）有关。截至目前，还没有相关的研究来探索妊娠期益生元（如寡糖）补充与子代过敏性疾病的关系。

尽管目前还没有相关的研究来探索妊娠期补充益生元与子代过敏性疾病发生的关系，但是有诸多研究探索了妊娠期补充益生菌与子代过敏性疾病发生的关系。2001年Kalliomki的研究小组进行了益生菌预防过敏反应的第一项临床研究。他们招募了159名孕妇，她们有个人或家族过敏史（孩子或丈夫有过敏性疾病状）。参与者被随机分配，在分娩前 2 ～ 4 周一部分参与者接受鼠李糖乳酸杆菌干预，另一部分使用安慰剂。分娩后婴儿或乳母在前 6 个月仍进行此干预。2 年内儿童湿疹患病率是这项研究的主要结局指标。与安慰剂组的儿童相比，益生菌组儿童湿疹的发病率降低到一半（46% vs. 23%）。然而，通过皮肤点刺试验和 IgE 浓度的分析发现，益生菌干预对特应性致敏没有预防作用。在该项研究之后，使用益生菌预防过敏反应的研究不断出现。许多 meta 分析对这些研究结果进行整合分析，表 3-2 中列出了其中一个综述研究。

表3-2　一项关于益生菌预防过敏性疾病的meta分析结果

项目	RR（95% CI）		
	妊娠期母亲	哺乳期母亲	婴幼儿
湿疹	0.71（0.6 ～ 0.84）	0.57（0.47 ～ 0.69）	0.80（0.68 ～ 0.94）
哮喘	0.94（0.72 ～ 1.23）	1.05（0.59 ～ 1.87）	0.98（0.78 ～ 1.23）
鼻炎	0.86（0.44 ～ 1.7）	0.86（0.21 ～ 3.47）	0.83（0.39 ～ 1.79）
食物过敏	1.08（0.7 ～ 1.59）	1.70（0.58 ～ 4.96）	0.88（0.55 ～ 1.43）

注：数据来源于 Cuello-Garcia 等（2015）的文献，共纳入研究 29 个。

根据现有证据，世界过敏组织（WAO）建议可能产下过敏婴儿的产妇妊娠期使用益生菌降低儿童过敏的风险。若产后婴幼儿有患有过敏性疾病的高风险，专家小组建议哺乳期的母亲和该婴幼儿均可使用益生菌。但是由于诸多研究结果之间存在较大差异，专家小组并没有建议应该使用何种益生菌。

3．抗氧化物质

抗氧化物质可以通过改变细胞的氧化还原反应来提高免疫功能。关于妊娠期补充抗氧化物质与子代过敏性疾病疾病发生的关系，诸多研究结果之间存在严重分歧。有研究发现，脐带血中较低水平的硒浓度与子代哮喘有关，但是也有队列研究结果显示孕妇摄入硒与子代过敏性疾病的发生没有明显联系。一些单独的观察性研究表明，孕妇提高维生素 E、维生素 C、锌、镁、铜等营养素的摄入，对早期儿童湿疹和哮喘的发展有保护作用。而有些研究发现，妊娠期需要摄入高剂量的维生素 E 和锌似乎才能够预防儿童哮喘的发生。

与上述研究相左的是人们越来越担心使用抗氧化补充剂可能产生的矛盾效应，因为还有另一种假说认为抗氧化补充剂会增加 Th2 细胞分化的可能性（通过抑制氧化应激），从而有利于过敏性疾病的发展，例如有研究发现妊娠期高剂量的维生素 C 摄入与儿童哮喘和湿疹的发病率增高有关。因此，目前没有证据表明妊娠期补充抗氧化物质有利于预防子代过敏性疾病的发生，故不鼓励妊娠期补充这些营养物质来预防子代过敏反应。

4．叶酸

孕妇补充叶酸的时间对儿童过敏性疾病的结果是至关重要的。Hollingsworth 等研究发现，母亲摄入叶酸补充剂通过改变 DNA 甲基化改变子代的免疫基因表达，从而影响与之相关的过敏表型的发展，对子代过敏性呼吸系统疾病的发病率增加有着显著作用。来自澳大利亚的前瞻性出生队列研究发现在妊娠晚期服用叶酸补充剂可增加 3 ～ 5 岁儿童患哮喘的风险，另外一项澳大利亚的研究发现，妊娠晚期每天高于 500 μg 的叶酸补充与婴儿出现湿疹有关。然而，一项 meta 分析结果显示，没有发现任何证据表明在妊娠前及妊娠期的前三个月中，补充叶酸与童年期哮喘（0 ～ 8 岁）是有关联的。结合叶酸对预防胎儿神经管缺陷的作用，中国营养学会建议妊娠前 3 个月和妊娠期的前 3 个月是补充叶酸的关键时间。

5．维生素 D

在妊娠期，胎儿的维生素 D 水平是由母亲的维生素 D 水平和 25-(OH)D 穿过胎盘的能力决定的。有观察性研究发现孕妇在妊娠期摄入的维生素 D 的量与儿童湿疹、哮喘、过敏性鼻炎和（或）过敏反应等疾病（症状）的发病率呈现显著的负相关。然而，因为营养素之间存在关联，维生素 D 的功能研究也可能被其他的免疫调节营养素所干扰，故这些观察性研究在方法上具有局限性。例如，维生素 D 最重要的食物来源之一是富含脂肪的鱼类，但鱼类同时也是 n-3 多不饱和脂肪酸的良好来源，而这些不饱和脂肪酸对预防过敏性疾病具有保护作用。为了更好地证明维生素 D 和过敏性疾病的关系，Miyake 等对 n-3 长链多不饱和脂肪酸摄入量的相关变化进行了调整，发现母亲维生素 D 摄入量与预防湿疹发生之间的关联不再显著。此外，考虑到膳食来源通常只占人类维生素 D 来源的 10%，仅基于膳食维生素 D 摄入量调查而不测量个人接受紫外线辐射的剂量，这种情况下的研究结果可能并不科学。

（三）一般膳食模式与过敏性疾病

专注于单一营养或食物的研究和试验很有价值，可以探索具体的营养素与健康的关系，但是我们在日常饮食中一般同时吃多种食物。因此，想要探究饮食与子代过敏性疾病的关系，研究饮食模式就显得非常重要。“地中海饮食”的饮食模式是泛指希腊、西班牙、法国和意大利南部等处于地中海沿岸的南欧各国以蔬菜水果、鱼类、五谷杂粮、豆类和橄榄油为主的饮食风格，这种膳食模式结合了丰富的 n-3 多不饱和脂肪酸、抗氧化剂、益生元和膳食纤维。一项基于西班牙地中海岛屿的队列研究发现妊娠期采用地中海饮食模式有利于减少 6 岁半儿童哮喘和过敏性疾病的发生。与该研究结果相悖的是一个大规模的观察性研究发现，孕妇的饮食依从性与婴儿的喘息和湿疹症状无关。由此可见，孕妇的膳食模式与子代过敏性疾病发生之间的关系尚需进一步研究。

近年来有研究探索了婴儿出生时的体成分与过敏性疾病相关的风险。该研究发现，如果婴儿在刚出生的两天内中体脂率高于 80% 的婴儿人群，那么婴儿时期的过敏性湿疹的发展风险增加。这是第一个关于新生儿肥胖与后期过敏性疾病之间关系的报告，作为婴儿过敏性疾病的潜在预测因子，在未来的研究中此关系值得进一步探讨。

三、哺乳期营养与子代过敏性疾病

与研究母亲妊娠期饮食对子代过敏性疾病的项目数量相比，只有少数研究调查了哺乳期母亲饮食对儿童过敏性疾病发展的影响。众所周知，母乳成分会被母亲的饮食所改变。因此，哺乳期母亲营养与子代过敏性疾病的发生有着密切的关系，研究哺乳期母亲饮食与子代过敏性疾病发生的关系有很重要的临床意义。

（一）母乳中的免疫调节营养成分与子代过敏性疾病

1．n-3 多不饱和脂肪酸

作为一种免疫调节营养因子，n-3 多不饱和脂肪酸会因母亲饮食不同而在母乳中呈现不同的浓度。研究发现，当有过敏史的母亲以含有较高水平的 n-3 长链多不饱和脂肪酸的乳汁喂养子代，这些儿童的哮喘发病率较低。该研究还发现，当无过敏史的母亲以含有较高水平的 n-3 长链多不饱和脂肪酸的乳汁喂养子代，这些儿童的哮喘发病率更低。目前研究所观察到的哺乳期饮食和湿疹的关联较弱。当前缺乏探索哺乳期补充 n-3 长链多不饱和脂肪酸与儿童过敏疾病的随机对照试验（randomized control trail，RCT）研究。

2．维生素 C

研究发现，哺乳期第一个月的母乳中维生素 C 的浓度与婴儿在出生后第一年患过敏性湿疹的风险降低有关。有趣的是，母亲从饮食中摄取的维生素 C 比维生素 C 补充剂更能决定母乳中维生素 C 的浓度。

3．维生素 D

母乳中的维生素 D 浓度与母亲维生素 D 水平有关，这取决于女性暴露于紫外线的程度和从食物及补充剂中获取的维生素 D 的水平。由于每个哺乳期妇女的饮食和环境暴露不一样，因此可能具有免疫调节功能的营养成分在不同的母亲乳汁中含量会有所不同，这就导致了在研究母乳成分和母乳喂养对子代过敏性疾病的影响时存在一定的困难。

（二）母乳中的食物过敏原与子代过敏性疾病

虽然以前在人类母乳中发现了常见的食物过敏原蛋白质，包括花生和鸡蛋蛋白质，但这些母乳食物蛋白质在母乳喂养儿中所起的作用仍然是未知的。此外，人类母乳还含有特定的免疫因子，如免疫球蛋白 A（IgA）、过敏原特异性免疫球蛋白 G（IgG），以及细胞因子（IL-10、TGF-β），这些免疫因子可能和子代过敏性疾病的发生也有一定的关系。我们仍需在这一领域进行更多的研究，探索这些免疫因子与母乳中食物过敏原是如何共同发挥作用的，并可能会对婴儿的肠道黏膜免疫系统产生何种影响，从而帮助儿童在出生后的早期阶段建立对食物蛋白质的耐受性。

四、婴幼儿营养与过敏性疾病

婴幼儿的喂养方式及添加辅食的时间对于过敏性疾病的发生有着非常重要的意义，下面将从这两个方面进行阐述。

（一）喂养方式与过敏性疾病

1．母乳喂养与过敏性疾病

母乳含有大量的抗炎营养素、免疫调节营养素、激素和生长因子。这些物质不仅对促进免疫系统的成熟有着重要的作用，而且可促进婴儿形成食物耐受能力。随着对肠道微生物群的关注，母乳寡糖进入人们的视野，研究发现母乳是寡糖的一个重要来源，它能够促进婴儿肠道内有益细菌的殖民化。由于伦理原因，目前尚不可能进行母乳喂养和配方奶喂养对过敏性疾病发展影响的 RCT 研究，因此我们必须依赖于观察性研究。这些研究常常被反向因果效应所干扰，那些有过敏性疾病家族病史的母亲、其婴儿在早期有湿疹症状的母亲更有可能更早地开始母乳喂养，并且母乳喂养持续更长的时间。最近一项关于母乳喂养与儿童过敏性疾病发展之间关系的系统综述发现，母乳喂养时间越长有利于降低 5 ～ 18 岁的子代的哮喘发病率，这种现象在低收入国家尤为明显。此外，还发现了一些微弱的证据证明了 3 ～ 4 个月的纯母乳喂养利于降低 2 岁以下婴幼儿患湿疹的风险，而持续更长时间的母乳喂养有利于降低 5 岁以上儿童患过敏性鼻炎的风险。目前尚未发现母乳喂养和食物过敏之间存在联系。迄今为止，关于母乳喂养与过敏性疾病的研究存在较高异质性，且大多数为低质量研究。因此进行鼓励母乳喂养宣传时，应基于母乳喂养对母亲和孩子的诸多其他好处，而不应该仅仅局限于预防过敏性疾病的作用。

2．婴儿配方奶粉与过敏性疾病

水解蛋白就是经过水解工艺加工的蛋白质，即把完整的大分子蛋白质进行切割，变成小分子的蛋白质甚至游离的氨基酸。采用水解蛋白作为蛋白质来源的奶粉称为水解蛋白奶粉。根据水解程度的不同，将水解蛋白奶粉分为部分水解蛋白奶粉和完全水解蛋白奶粉。之前的两项系统综述发现，完全水解蛋白奶粉可能具有防过敏的作用。研究还发现，部分水解蛋白奶粉与标准牛奶配方相比更能防止子代过敏性疾病的发生。然而，这两项系统综述都没有包括最近 Lowe 等进行的 RCT 研究，他们的 RCT 研究结果没有发现任何证据表明部分水解蛋白奶粉可以减少任何过敏性疾病的发生。尽管关于水解蛋白奶粉与子代过敏性疾病发生之间的关系各研究存在分歧，但是所有的研究都表明，水解蛋白奶粉与子代哮喘的发生没有联系。综上所述，在有更明确的证据之前应该避免将水解蛋白奶粉作为预防过敏性疾病的策略。如果婴儿小于 4 月龄，此时若母乳量不足或由于诸多原因无法母乳喂养，应首先考虑使用水解蛋白奶粉。

（二）辅食添加与过敏性疾病

多项观察性研究对开始加入辅食的“理想时间”与婴儿过敏性疾病发生之间的关系进行了探索。尽管有些队列研究显示开始添加辅食的时间与过敏性疾病的发生存在相关性，但是另外一些研究则发现在 4 个月前添加任何辅食都会引起婴儿患湿疹和食物过敏的风险增加。最近 Grimshaw 等进行的一项巢式病例对照研究发现，在 2 岁之前被诊断为食物过敏的婴儿中有 35% 的婴儿添加辅食的时间早于 16 周龄。有趣的是，这项研究没有发现母乳喂养的起始时间、持续时间和食物过敏之间的联系。根据现有证据，目前一致同意的婴儿辅食添加的时间是从 4 个月（即第 17 周）开始。

2000 年美国儿科学会推荐婴儿如果过敏风险较高（根据家族史判断），则应推迟添加容易致敏食物的时间，包括 2 岁之前避免吃鸡蛋，3 岁之前避免吃坚果。在过去的 10 年里，观察性研究发现，推迟添加某些特定辅食（燕麦、小麦、奶制品、鱼和鸡蛋）的时间（超过 6 ~ 10 个月才添加），不仅会导致婴儿患湿疹的风险增加，并且会增加婴儿的过敏原敏感性。为了研究添加辅食的时间与特定食物过敏的关系，一个队列研究发现，与早期 4 ~ 6 个月添加鸡蛋辅食的婴儿相比，将鸡蛋的引入推迟到 10 ~ 12 个月的婴儿群体中蛋类过敏风险增加。根据上述观测性证据得出，延迟添加易致敏食物的时间在预防食物过敏方面并无益处。然而，这一领域的证据主要是基于观察性研究方法，而该研究方法具有很大的局限性。

早期生命营养会影响子代过敏性疾病的发生，而遗传因素在子代过敏性疾病的发生过程中可能也发挥着作用。研究基因型分析、营养素和过敏性疾病之间的相互作用将会使我们更清楚地了解生命早期营养在预防过敏中的作用。例如有研究指出，参与 IgE 合成和维生素 D 代谢的特定基因型（*IL4*、*MS4A2*、*FCER1G* 和 *CYP24A1*）能够改变维生素 D 缺乏对食物过敏的影响。最近，湿疹的不同分类也被发现与多种维生素 D 代谢途径基因有关。

人与人之间的饮食习惯不尽相同，难以准确地测量每个人的饮食，并且饮食因素与许多环境和生活方式因素相互作用，因此为了制定更加科学的过敏预防策略，仍需要更深入的研究。目前来说，依然缺乏精心设计的随机对照试验来研究多种免疫调节营养素与过敏性疾病发展之间的关系。对于未来的研究来说，研究个体遗传多态性、生命早期营养与过敏性疾病三者之间的相互作用是至关重要的。我们不能只考虑或过度关注一种或两种营养素，饮食模式和生活方式的组合才是最重要的。考虑到这一章中提出的证据，我们鼓励“健康均衡饮食”，尤其是生命早期的膳食中，应该包括鱼类、水果、蔬菜、豆类和坚果等多种食物，均衡膳食才可以降低子代患过敏性疾病的风险。

第五节　生命早期营养与功能性胃肠病

功能性胃肠病是指存在明显的消化道症状，却无法用器质性病变或生化异常解释的消化系统功能性疾病。随着人类疾病谱的不断变化，在过去的20多年中，人类对功能性胃肠病的关注度越来越高，对功能性胃肠病的认识也越来越完善。婴幼儿功能性胃肠病是一组儿科较常见的有消化道症状的疾病，影响患儿近、远期的生活质量。

一、功能性胃肠病概述

功能性胃肠病（function gastrointestinal disorders，FGIDs）是指临床上无法找到可解释症状的病理解剖学或生物化学异常，表现为慢性持续性或反复发作性的胃肠道症状。临床表现主要是胃肠道（包括咽、食管、胃、胆道、小肠、大肠、肛门）的相关症状，因症状特征不同而有不同命名。有数据表明，功能性胃肠道症状（如婴儿肠绞痛）可能与反复出现的腹痛、偏头痛、过敏、睡眠障碍和不适应行为有关（如在之后出现的攻击性行为）。

随着人们对FGIDs更深入的研究，罗马委员会挑选了来自18个国家的87名专家，分为14个委员会，于2006年5月通过并发表了FGIDs罗马Ⅲ分类标准。罗马Ⅲ分类标准将成人FGIDs分为6大类28个小类（框3-1），将儿童FGIDs分为2大类17个小类（框3-2）。

（一）功能性胃肠病的流行病学现状与趋势

功能性胃肠病分类中，成人FGID包括6大类28种，其中以功能性消化不良（functional dyspepsia，FD）、功能性便秘（functional constipation，FC）和肠易激综合征（irritable bowel syndrome，IBS）为常见。FGIDs如反流、婴儿肠绞痛和便秘发生在多达50%的婴儿身上。

1．功能性消化不良

消化不良症候群在临床实践中相当常见。流行病学调查显示世界各国普通人群消化不良的患病率为7%～41%不等。我国有关人群中消化不良流行病学研究不多。据3 234名居民调查结果，广东地区城镇居民消化不良患病率为18.9%，女性患病率（20.4%）高于男性（17.4%）。以消化不良为主诉的患者占普通内科门诊11%，占消化专科门诊的53%。消化不良合并肠易激综合征症状占23.7%。陕西省对医院门诊3 019例消化不良者进行病因调查，结果发现器质性病因占55.2%，常见病因有消化性溃疡、恶性肿瘤、胆囊疾患、肝疾患、食管炎、糜烂性胃十二指肠炎，而最终诊断为功能性消化不良者占44.8%。

框3-1 成人功能性胃肠病的RomeⅢ分类标准

A 功能性食管疾病	C 功能性肠病
A1 功能性胃灼热	C1 肠易激综合征
A2 功能性食管源性胸痛	C2 功能性腹胀
A3 功能性吞咽困难	C3 功能性便秘
A4 癔球症	C4 功能性腹泻
B 功能性胃十二指肠疾病	C5 非特异性功能性肠病
B1 功能性消化不良	D 功能性腹痛综合征
B1a 餐后不适综合征	E 胆囊和 Oddi 括约肌功能性疾病
B1b 上腹痛综合征	E1 功能性胆囊疾病
B2 嗳气病	E2 胆管 Oddi 括约肌功能紊乱
B2a 吞气症	E3 胰管 Oddi 括约肌功能紊乱
B2b 非特异性过度嗳气	F 功能性肛门直肠疾病
B3 功能性恶心呕吐	F1 功能性大便失禁
B3a 慢性特发性恶心	F2 功能性肛门直肠痛
B3b 功能性呕吐	F2a 慢性肛门痛
B3c 周期性呕吐综合征	F2a1 肛提肌综合征
B4 成人反刍综合征	F2a2 非特异性肛门直肠痛
	F2b 痉挛性肛门痛
	F3 功能性排便障碍
	F3a 不协调性排便
	F3b 排便推进力不足

框3-2 儿童功能性胃肠病的RomeⅢ分类标准

G 新生儿和婴幼儿功能性胃肠病	H 儿童和青少年功能性疾病
G1 婴儿反流	H1 呕吐和吞气症
G2 婴儿反刍综合征	H1a 青少年反刍综合征
G3 周期性呕吐	H1b 周期性呕吐综合征
G4 婴儿腹绞痛	H1c 吞气症
G5 功能性腹泻	H2 腹痛相关的功能性胃肠疾病
G6 婴儿排便困难	H2a 功能性消化不良
G7 功能性便秘	H2b 肠易激综合征
	H2c 腹型偏头痛
	H2d 儿童功能性腹痛
	H2d1 儿童功能性腹痛综合征
	H3 便秘和便失禁
	H3a 功能性便秘
	H3b 非滞留性大便失禁

虽然人群中消化不良的患病率很高，然而以消化不良为主诉的就诊率却不高，多数研究提示总的就诊率在50%以下。影响患者就医行为的因素至今尚未完全明了，目前认为影响患者就医的最可能因素是症状的严重程度及患者对消化不良症状的认知程度，即患者对这些症状是否由严重的疾病所引起的关心程度。有研究发现腹部症状明显、胃肠外症状较多的患者较常求医，伴有心理抑郁的患者也较常就诊。

2．功能性便秘

便秘是不同年龄阶段儿童的常见疾病之一，其发病受饮食、地域、种族、年龄，以及性别等诸多因素影响。功能性便秘是指由非器质性原因引起的粪便干结、排便困难、排便次数减少等一组临床症候群。

近些年，北京、重庆、天津、广州、南昌、杭州等城市进行的FC流行病学调查提示，FC患病率分别为6.07%、3.19%、4.43%、3.00%、3.30%、17.60%。新疆的患病率21.05%，广东省为4.00%。女性患者比例高于男性。女性便秘的高患病率主要与女性特有的解剖和生理特点及精神社会心理影响因素有关，女性分娩次数与慢性便秘严重程度有密切关系。功能性便秘占儿童便秘的90% ~ 95%。中国儿童功能性便秘的患病率为3.1% ~ 25.92%（中位数为4.75%），低于国外报道的便秘患病率0.7% ~ 29.6%（中位数为12%）。

3．肠易激综合征

肠易激综合征是一种常见的疾病，其特征是腹部疼痛，并伴随着大便改变，还会出现轻度炎症和肠道微生物群的变化。然而，IBS在幼儿中很难诊断。IBS的病因与遗传基因、食物、炎症、精神和心理因素密切相关，其发病机制主要集中在脑-肠轴与脑肠肽作用、内脏高敏感性和肠道动力等方面。IBS可影响全世界所有人种，其发病率为10% ~ 15%。由于诊断标准、抽样人群、调查方法和人文环境（尤其是人种和文化的差异，后者包括遗传基因、文化、饮食习惯、环境、医疗体系和医患关系等），导致各国患病率存在显著差异，如印度农村的IBS的患病率约为4.2%，而马来西亚半岛IBS的患病率约为10.9%。

我国也进行了诸多有关IBS患病率的流行病学调查研究。1996年一项随机分层抽样调查发现，北京地区普通人群中FD的患病率为12.2%，IBS患病率为0.8%，FC的患病率为6.3%。从当时资料看，IBS患病率相对较低。在随后近20年期间，我国学者进行了大量IBS流行病学研究工作。针对2000年1月至2012年6月期间发表的有关IBS流行病学调查的一篇文献分析，共检索文献43篇，IBS流行病学研究覆盖了18个省（市），总调查人数108 336人。分析发现，我国不同地区、不同人群的IBS患病率差异较大，如北方地区普通人群为0.8%，在南方地区则为4.9% ~ 5.2%；中小学生高达15%。患病率差异可能还与研究者采用的诊断标准、调查方式等不同有关。值得注意的是，多个针对中小学生的调查均显示，儿童和青少年IBS患病较高（11.7% ~ 23.4%），而相当比例的儿童和青少年时期的FGID可延续至成人。这为我国FGID的防治提出了严峻的挑战。

（二）功能性胃肠病的机制

随着对疾病谱的认识不断深入，功能性胃肠病的发病机制研究已从单一的生物模式转变为目前的生物-心理-社会模式。人们逐渐认识到这类以功能异常为主的疾病其症状的产生与多种生理、病理改变密切相关，包括遗传易感性、过敏、社会心理因素、家庭环境，以及应激、胃肠动力、内脏高敏感性、炎症、脑-肠轴等诸多因素。

1. 遗传易感性

遗传因素往往使胃肠神经敏感性增强，并决定某些个体容易患功能性胃肠病的程度。研究发现，肠易激综合征有明显的家族聚集倾向，国外 33% 的患者有家族史，国内与此接近，且同一家族中肠易激综合征患者的临床表现相似。另有研究显示，单卵双生患肠易激综合征的概率是异卵双生的 2 倍。这些都说明功能性胃肠病的发生具有一定的遗传易感性。

2. 过敏

功能性胃肠病患者发生的食物过敏是 IgG 介导的迟发型过敏反应。有研究发现，导致肠易激综合征食物过敏的主要因素是 IgG，去除相应食物因素后可有效缓解肠易激综合征症状。人群中大约有 20% 的人会对各种食物产生过敏或不良反应，而肠易激综合征患者食物过敏率高达 20% ～ 65%，功能性消化不良患者也存在食物过敏现象。

3. 社会心理因素

功能性胃肠病患者症状发作或加重与心理社会因素息息相关，如学习生活压力增大、情绪障碍、恐惧与激动、应激等负面因素刺激机体，可影响自主神经功能，从而使结肠和小肠的运动功能发生改变、分泌功能失调。

4. 胃肠道异常运动

一些研究显示，功能性胃肠病的发生与胃肠动力异常有关。在对 FD 患者进行固体及液体排空实验和消化不良评分后，发现有 23% ～ 35% 的 FD 患者存在胃排空延迟现象，其中餐后饱胀感和呕吐与固体排空延迟有关。严重的早饱症状和胃液体排空延迟有关。另有学者发现，腹泻型肠易激综合征患者和健康志愿者相比，结肠收缩幅度增大。

5. 内脏高敏感性

国内学者认为 FD 患者往往存在胃机械感觉过敏，其发生与胃黏膜的肥大细胞数量增多、脱颗粒增加及降钙素基因相关肽的异常表达有关。有些疼痛症状例如食管源性的功能性胸痛、上腹痛综合征、肠易激综合征和功能性腹痛综合征的疼痛，是由于肠黏膜和肠肌间神经丛受体敏感性发生改变而产生。

6. 炎症

各种细菌和病毒的感染均可引起肠黏膜下巨噬细胞或其他炎性细胞释放细胞因子，使肠道功能发生紊乱而引起肠易激综合征。大约 1/3 的 FD 或 IBS 患者胃肠道症状出现在急性胃肠道感染之后，25% 的急性胃肠道感染患者之后会出现肠易激综合征样症状或消化不良症状，这些患者的肠黏膜均有典型的炎细胞增多和炎性因子表达增加的现象。

7. 脑 - 肠轴

胃肠运动是通过中枢神经系统、自主神经系统和肠神经系统的共同调控实现的。这种在不同层次将中枢神经系统与胃肠道相联系的神经 - 内分泌网络称为脑 - 肠轴。应用功能性磁共振和正电子发射体层摄影技术发现直肠球囊反复扩张诱发肠易激综合征患者疼痛时，其丘脑、岛叶和杏仁核的信号增强。当给胃食管反流患者进行食管黏膜酸刺激后，激活的大脑区域与正常人群相同，但是血流波峰提前出现，其大脑信号更加强烈。另有学者认为各种精神心理因素，特别是长期处于高度紧张状态，可以造成脑 - 肠轴的紊乱，引起内脏感觉过敏，进而造成胃肠道功能紊乱。最新的研究发现成年期盆底失弛缓便秘患者的肛门和直肠感觉诱发电位比正常人群的潜伏期有所延长，但振幅有所降低。

8. 早期家庭环境

功能性胃肠病的家庭聚集性并不意味着和遗传因素相关。孩子效仿父母可能是其发展为功能性胃肠病患者的一个危险因素。

二、生命早期营养与功能性胃肠病

功能性胃肠病的发生与多种因素有关，其中生命早期营养对于子代功能性胃肠病的发生也有着非常重要的影响，下面将对婴儿期、幼儿期的营养与功能性胃肠病发生之间的关系进行阐述。

（一）婴儿期营养与功能性胃肠病

1．母乳喂养

配方奶粉喂养儿便秘的发生率比母乳喂养儿要高，在纯母乳喂养儿中有 1% 的婴儿患有便秘，配方奶粉喂养儿中便秘的发生率则约为 10%。目前尚不清楚，配方奶粉喂养儿胃食管反流的发生率是否比母乳喂养儿高。有些研究结果显示，配方奶粉喂养儿和母乳喂养儿胃食管反流发生率相同，而另一些研究显示配方奶粉喂养儿胃食管反流的发生率较高。有研究发现，单纯母乳喂养儿比部分母乳喂养儿的胃食管反流发生率更低。此外，母乳喂养儿表现出的胃食管反流期比配方奶喂养儿要短得多。

纯母乳喂养儿疝气的发病率较低，且程度较轻。这可能是由于褪黑素可以作用于胃肠道的平滑肌，使其放松。母乳中含有褪黑素，它可能可以减少婴儿肠绞痛。纯母乳喂养时间的长短对儿童、青少年和成人 FGIDs 发病情况的影响尚不清楚。

2．配方奶粉喂养

（1）反流：反流（regurgitation）通常是由于配方奶粉准备不当、喂养技术不当和过度喂食所引发的。因此，预防反流主要在于纠正父母不当的喂养行为，包括喂养频率和喂养量等。增稠配方或反反流配方可减少反流。商业化反反流配方含有不同的增稠剂：加工过的大米、玉米或马铃薯淀粉、瓜尔胶或刺槐豆胶。如果不能使用反反流配方，则可以将促进增稠的产品添加到婴儿配方中。谷物增加了热量的摄入，可能导致体重增加，并能够改变脂肪和蛋白质的能量比。刺槐豆胶不会增加热量的密度，但会引起腹胀。少量文献表明，特定的益生菌（罗伊氏乳杆菌 DSM17938）和益生元可以防止胃食管反流。目前还没有足够的临床数据来推荐任何一种增稠剂。当婴儿出现持续性和复发性的反流，尤其是与其他过敏性疾病 [如特应性皮炎和（或）喘息] 共同出现时，可能是牛奶过敏所致。

（2）便秘：母乳喂养的婴儿排出的通常是软便，用含有植物油的配方奶喂养的婴儿经常会排出硬便。预防婴儿功能性便秘的第一步便是对婴儿父母的教育和他们的配合，科学的喂养习惯能解决 25% 的便秘。有研究发现，一些婴儿的便秘与牛奶蛋白摄入量有关。在奶粉中加入有益生菌的配方，喂给不便秘的婴儿可增加其排便的频率和大便软度，有研究表明，奶粉中加入罗伊氏乳杆菌 DSM17938，可促进婴儿肠蠕动。乳果糖可有效解决婴儿便秘问题，但会导致肠胃胀气。在婴儿和幼儿中，饮用含有镁和聚乙二醇的牛奶比较安全且对治疗便秘有一定效果的。此外，含有山梨醇的果汁，如李子、梨和苹果汁也能减少便秘，但不当饮用会导致营养失衡。

（3）婴儿急腹痛：婴儿急腹痛的主要表现是过度的、持续的、无法安慰和安抚的大声哭泣，尤其是在下午的晚些时候。婴儿会表现出易怒、痛苦、挑剔、髋部弯曲、脸红，并且伴有肠鸣音。若婴儿对牛奶不耐受可导致肠内胀气引发肠绞痛。根据对配方奶喂养儿的调查显示，完全水解蛋白配方奶粉可以减少婴儿的肠绞痛。如果婴儿急腹痛的原因不是由于牛奶过敏，那么部分水解蛋白配方奶粉也可能有利于缓解婴儿急腹痛。这些配方奶粉通常都是少乳糖或无乳糖，并且含有益生元或益生菌，这些物质可能有助于减少哭泣时间。有分析发现，罗伊氏乳杆菌 DSM17938 干预可减少纯母乳喂养儿的急腹痛，但在配方奶喂养儿中，研究结果为阴性。

有限的文献表明，短暂的低乳糖酶活性会引发婴儿哭泣。最初人们对乳糖酶是否可以作用于急腹痛很感兴趣，但是诸多研究的阴性结果表明乳糖酶在婴儿急腹痛中扮演的是次要角色。对 4 周的婴儿进行稳定乳糖酶预防试验表明，婴儿啼哭的发生率降低了。截至目前，关于母亲饮食控制、乳糖酶、蔗糖、葡萄糖等因素与婴儿急腹痛之间关系的研究证据都很微弱。由于婴儿急腹痛是一种多因素的情况，所以不太可能仅使用单一的干预即可显著减少婴儿急腹痛发生率。

（二）幼儿期营养与功能性胃肠病

根据美国一项 320 个 0 ～ 3 岁婴幼儿的调查研究结果（表 3-3 所示），27.1% 的婴幼儿至少患有一种以上的 FGIDs。在这些患有 FGIDs 的婴幼儿中，79.2% 的婴幼儿患有一种 FGIDs，12.6% 的患有两种 FGIDs，8.2% 的患有 3 种及以上的 FGIDs。这些患有 FGIDs 的婴幼儿无显著性别差异，也无明显的种族和人种差异。

这项研究的数据显示，功能性便秘是婴幼儿最常见的 FGIDs，且不同年龄、性别或种族之间无显著差异。诊断 FGID 的婴幼儿生活质量显著低于健康婴幼儿，且增加了医疗负担。另一项研究发现，孩子便秘的发生与父母有关，当父母大便较硬时，其孩子更有可能排出硬便，但奇怪的是父母大便发软与孩子大便的性状尚未发现有所关联。

表3-3 美国320个0～3岁婴幼儿的FGIDs调查研究结果

FGIDs	< 1 岁婴儿	1 ～ 3 岁幼儿
反流	25.9%	N/A
腹绞痛	5.9%	N/A
大便困难	2.4%	N/A
功能性便秘	4.7%	9.4%
功能性腹泻	2.4%	6.4%
周期性呕吐综合征	0.0%	3.4%
反刍	2.4%	1.9%

根据调查发现，许多幼儿的饮食习惯不科学。例如，有研究对 200 名 13 ～ 24 月龄的幼儿和 173 名 25 ～ 36 月龄的幼儿的饮食情况进行了分析，研究发现，在几乎 75% 的儿童中，能量摄入的中位数比建议的每日推荐摄入量（recommended daily intake，RDI）的 79 ～ 82 kcal/kg 高出 15% ～ 20%。脂肪摄入量的中位数随着年龄增长而增加，略低于 RDI。水和碳水化合物的平均摄入量是符合 RDI 的。93% 的 25 ～ 36 月龄的幼儿和 83% 的 13 ～ 24 月龄的幼儿纤维摄入量低于 RDI（15 g/d）。由上述研究能够看出，父母应该在孩子早期鼓励其养成健康的饮食习惯。表 3-4 总结了一些国家研究的能量、蛋白质和脂类的摄入情况，更有利于我们了解婴幼儿的饮食习惯。

表3-4　各年龄段婴幼儿的能量摄入（kcal/d）及蛋白质、脂类占总能量摄入比例（%）

研究	能量				蛋白质	脂类
	1～2岁	2～3岁	0～3岁	1～5岁	1～3岁	1～3岁
比利时（Huysentruyt 等，2016）	1 104	1 227	—	—	14.1%～15.2 %	28.2%～32.5%
芬兰（Kyttala 等，2010）	907～1 091	1 091～1 349	—	—	15.3%～16.3%	29%～31%
荷兰（Ocke 等，2008）	—	1 308～1 375	—	—	13%（2～3岁）	29%
希腊（Manios 等，2008）	—	—	—	1 404	17.1%	40%
意大利（Sette 等，2011）	—	—	1 113	—	14.7%	36.7%
爱尔兰（Walton，2012）	1 005～1 122	1 122～1 148	—	—	14.9%～15.6%	32.1%～34.0%

注：能量是指平均每日能量摄入（kcal/d），蛋白质是指平均蛋白质摄入占总能量摄入百分比，脂类是指平均脂类摄入占总能量摄入百分比。

目前尚缺乏前瞻性的研究来探索婴幼儿时期的饮食与成年后便秘的关系。便秘也可能与胃肠道菌群有关，然而，目前还没有数据分析婴幼儿的胃肠道微生物群构成对 FGIDs 后期发展的影响。来自罗马基金会的一份报告包括了 32 个评估益生菌在 IBS 中功效的 RCT 研究，其中大部分研究显示总体上有轻微改善，其中最受益于益生菌的患者是那些有腹泻以及患有感染性 IBS 的患者。一项有关儿童 FGIDs 的综述得出结论，益生菌在治疗有腹部疼痛症状的 FGIDs 时比安慰剂更有效，但是对便秘没有影响。鼠李糖乳杆菌 GG 株被证明可以有效减少儿童腹痛的频率，并帮助减轻严重程度。但是总体而言，关于婴幼儿益生元干预的相关研究很少。有相当多的证据表明，均衡的饮食和适当的饮食干预可以缓解 FGIDs。食物摄入是影响短期内 FGIDs 发展的主要因素，但是缺乏饮食对长期 FGIDs 影响的研究。

未来的研究将集中在如何运用饮食干预来预防 FGIDs 的发生。婴幼儿配方奶粉中添加母乳寡糖对健康的作用是目前的研究热点。目前比较受关注的另一个焦点问题是在非纯母乳喂养的婴儿中，水解蛋白配方奶粉的使用是否与减少 FGIDs 的发生率有关。此外，在婴儿配方奶中添加益生菌或者益生元与 FGIDs 的关系也备受关注。有研究发现，在婴儿配方奶粉中加入益生菌的寡糖能使配方奶喂养儿的肠道菌群更接近于母乳喂养儿，但是胃肠道菌群与 FGIDs 的关系尚不明确，需要进一步探究。

婴幼儿 FGIDs 发病机制涉及胃肠激素、内脏敏感性、遗传因素等多个方面，但尚无一种发病机制能够完全解释婴幼儿功能性胃肠病发病的整个病理生理过程。婴幼儿正处于身体、心理发育的关键时期，早期干预对其成长至关重要。因此，深入研究生命早期营养与功能性胃肠病的内在联系，对进一步阐明婴幼儿功能性胃肠病的发病机制及寻找出预防及治疗婴幼儿 FGIDs 的有效方法有十分重要的意义。

参考文献

[1] Clayton HB，Li R，Perrine CG，et al. Prevalence and reasons for introducing infants early to solid foods：variations by milk feeding type[J]. Pediatrics，2013，131（4）：e1108-e1114.

[2] Taveras E M，Blackburn K，Gillman M W，et al. First steps for mommy and me：A pilot intervention to improve nutrition and physical activity behaviors of postpartum mothers and their infants[J]. Maternal & Child Health Journal，2011，15（8）：1217-1227.

[3] 中华医学会糖尿病学分会 . 中国 2 型糖尿病防治指南 [M]. 北京：北京大学医学出版社，2014.

[4] Barker DJ，Bull AR，Osmond C，et al. Fetal and placental size and risk of hypertension in adult life. [J]. Birtish Medical Journal，1990，301（6746）：259-262.

[5] Hart C N，Cairns A，Jelalian E. Sleep and Obesity in? Children and adolescents[J]. Pediatric Clinics of North America，2011，58（3）：715-733.

[6] Ong，K. K. Dietary energy intake at the age of 4 months predicts postnatal weight gain and childhood body mass index[J]. Pediatrics，2006，117（3）：e503-e508.

[7] Aldisi D，Aldaghri N，Khanam L，et al. Subjective sleep duration and quality influence diet composition and circulating adipocytokines and ghrelin levels in teen-age girls. [J]. Endocrine Journal，2010，57（10）：915.

[8] Motivala SJ，Tomiyama AJ，Ziegler M，et al. Nocturnal levels of ghrelin and leptin and sleep in chronic insomnia[J]. Psychoneuroendocrinology，2009，34（4）：540-545.

[9] Wasser H，Bentley M，Borja J，et al. Infants perceived as "Fussy" are more likely to receive complementary

foods before 4 months[J]. Pediatrics，2011，127（2）：229-237.

[10] Paul IM，Savage JS，Anzman SL，et al. Preventing obesity during infancy：a pilot study[J]. Obesity，2012，19（2）：353-361.

[11] Noakes PS，Vlachava M，Kremmyda LS，et al. Increased intake of oily fish in pregnancy：effects on neonatal immune responses and on clinical outcomes in infants at 6 mo[J]. American Journal of Clinical Nutrition，2012，95（2）：395-404.

[12] Maslova E，Halldorsson TI，Marin Strøm，et al. Low-fat yoghurt intake in pregnancy associated with increased child asthma and allergic rhinitis risk：a prospective cohort study[J]. Journal of Nutritional Science，2012，1.

[13] Frazier AL，Camargo CA，Malspeis S，et al. Prospective study of peripregnancy consumption of peanuts or tree nuts by mothers and the risk of peanut or tree nut allergy in their offspring[J]. Journal of American Medical Association Pediatrics，2014，168（2）：156.

[14] Maslova E，Granström C，Hansen S，et al. Peanut and tree nut consumption during pregnancy and allergic disease in children—should mothers decrease their intake? Longitudinal evidence from the Danish National Birth Cohort[J]. Journal of Allergy and Clinical Immunology，2012，130（3）：724-732.

[15] Gunaratne AW，Makrides M，Collins CT. Maternal Prenatal and/or Postnatal n-3 Long Chain Polyunsaturated Fatty Acids（LCPUFA）Supplementation for Preventing Allergies in Early Childhood[M]. New York：John Wiley & Sons，Ltd，2015.

[16] Shaheen SO，Newson RB，Henderson AJ，et al. Umbilical cord trace elements and minerals and risk of early childhood wheezing and eczema[J]. European Respiratory Journal，2004，24（2）：292-297.

[17] Martindale S，Mcneill G，Devereux G，et al. Antioxidant intake in pregnancy in relation to wheeze and eczema in the first two years of life[J]. American Journal of Respiratory and Critical Care Medicine，2005，171（2）：121-128.

[18] Nwaru BI，Erkkola M，Ahonen S，et al. Intake of antioxidants during pregnancy and the risk of allergies and asthma in the offspring[J]. European Journal of Clinical Nutrition，2011，65（8）：937-943.

[19] Allan KM，Prabhu N，Craig LC A，et al. Maternal vitamin D and E intakes during pregnancy are associated with asthma in children[J]. European Respiratory Journal，2015，45（4）：1027-1036.

[20] Christina W，Janet D，Suzi MC，et al. Associations between maternal antioxidant intakes in pregnancy and infant allergic outcomes[J]. Nutrients，2012，4（11）：1747-1758.

[21] Hollingsworth JW，Maruoka S，Boon K，et al. In utero supplementation with methyl donors enhances allergic airway disease in mice[J]. Journal of Clinical Investigation，2008，118（10）：JCI34378.

[22] Miyake Y，Sasaki S，Tanaka K，et al. Dairy food，calcium and vitamin D intake in pregnancy，and wheeze and eczema in infants[J]. European Respiratory Journal，2010，35（6）：1228-1234.

[23] Haschke，Ferdinand. Effect of partially hydrolyzed whey infant formula and prolonged breast-feeding on the risk of allergic disease in high-risk children[J]. Journal of Allergy and Clinical Immunology，2011，128（3）：688-689.

[24] Grimshaw KEC，Maskell J，Oliver EM，et al. Introduction of complementary foods and the relationship to food allergy[J]. Pediatrics，2013，132（6）：e1529-e1538.

[25] Van Tilburg MAL，Hyman PE，Walker L，et al. Prevalence of functional gastrointestinal disorders in infants and toddlers[J]. The Journal of Pediatrics，2015，166（3）：684-689.

第四章　生命早期营养影响后代生长发育和疾病风险的可能机制

当前，肥胖、糖尿病、高血压及心脑血管疾病的发生呈逐年增多趋势。DOHaD 学说，提示我们生命早期是慢性非传染性疾病干预实施的窗口期。然而，当前关于生命早期营养影响子代生长发育和疾病发生风险的机制依然还不确定。有研究者认为，生命早期营养通过影响基因的表达，引起表型改变，进而改变后代短期或长期的生长发育轨迹和疾病的易感性。遗传和表观遗传是当前研究者关注的重点：遗传物质的改变（基因突变和损伤）会改变基因序列，影响基因的表达；表观遗传（DNA 甲基化、组蛋白修饰、非编码 RNA）不会引起基因序列的改变，但是基因表达的重要的调控机制之一。本章将从遗传和表观遗传两个方面介绍生命早期营养对后代生长发育和疾病发生风险影响的可能机制。

第一节　生命早期营养对遗传和表观遗传的影响

当前，研究较多的生命早期营养对后代生长发育以及疾病发生风险的影响的机制主要包括遗传和表观遗传，前者是指在生命早期，营养通过改变 DNA 序列或结构，或调控基因表达，进而影响相关蛋白质的表达；而后者是在不改变基因序列的基础上，通过 DNA 甲基化、组蛋白修饰，以及非编码 RNA 来调控基因表达，引起机体表型改变。本节将从遗传和表观遗传两方面来探讨生命早期营养影响后代短期生长发育和长期健康结局的可能机制。

一、生命早期营养与遗传

生命早期是生长发育的关键期，该时期内胚胎细胞以及其他组织细胞的增殖分化十分活跃，对外界环境因素的刺激十分敏感，子代的 DNA 在胚胎发育过程中经受着多种多样的突变的威胁，如点突变、碱基修饰、染色体改变（断裂、重排、丢失和获得）。营养作为重要的环境因素，一方面可以调控子代细胞增殖、分化，机体生长发育，以及某些致病基因的表达；另一方面，营养素还可以影响胎儿基因组结构和稳定性，造成染色体和 DNA 结构不稳定和（或）结构改变（染色体分离、断裂，基因突变），从而产生不良的健康结局。

营养素对基因表达的调控有以下特点：①几乎所有的营养素对基因的表达都有调节作用，一种营养素可以调节多种基因的表达，一种基因的表达又与多种营养素有关；②营养素对基因表达的调控可以发生在任何水平（转录前、转录期、转录后、翻译期和翻译后五个水平），但是研究发现，营养素对基因表达的调控多发生在转录水平；③营养素本身或其代谢产物作为信号分子，直接或间接参与基因表达调控。

碳水化合物在胃肠道吸收、消化，分解成葡萄糖，能够刺激脂肪组织、肝和胰岛 β 细胞中脂肪合成酶系和糖酵解酶基因的转录，所以长期摄入高碳水化合物的膳食，会引起脂肪堆积和肥胖。葡萄糖调控肝细胞中 L- 丙酮酸激酶（L-pyruvate kinase，L-PK）和 S_{14} 基因的表达可能是重要的分子机制：L-PK 基因编码的 L- 丙酮酸激酶是葡萄糖降解途中的关键酶；S_{14} 基因与脂肪合成酶基因表达具有明确的相关性，在脂肪代谢方面发挥着重要的作用。研究发现 L-PK 和 S_{14} 基因均含有对葡萄糖作出特异性应答反应的元件（葡萄糖反应元件），当机体葡萄糖摄入增多，刺激 *L-PK* 基因表达上调，引起脂肪合成增加，可能会导致过多的脂肪在体内聚集，增加超重和肥胖的发生风险。

膳食脂肪也能调控基因的表达，实际上，膳食脂肪对基因表达的调控作用是通过分解生成的脂肪酸来实现的。与基因表达调控关系最为密切的是多不饱和脂肪酸（PUFA），PUFA 能抑制脂肪合成相关基因的转录，同时又能诱导编码脂质氧化以及产热作用相关的酶基因进行转录，调节机体代谢水平。

除了宏量营养素外，微量营养素如维生素 A、维生素 D、铁等也能对基因表达进行调控。营养素通过对相关基因表达的调控，一方面可以发挥其正常的生理功能，维持机体的生命活动；另一方面，也可以通过对基因的调控，来影响疾病的发生。妊娠期，胚胎及胎儿的细胞处于快速增殖分化阶段，DNA 的复制、转录和翻译过程十分活跃，此时外界的不良环境（营养不良 / 失衡）刺激母体，引起宫内环境的变化，造成胚胎及胎儿基因表达异常，影响生长发育甚至对以后的健康造成影响；出生至 2 周岁，是生命早期 1 000 天窗口期的第二个阶段，母乳和膳食是该阶段婴幼儿的营养来源，母亲的营养状况和膳食营养结构直接或间接地影响婴幼儿的健康，营养素对婴幼儿基因表达的调控可能是该效应的重要机制。动物实验研究发现，妊娠期高糖、高脂或高饱和脂肪酸膳食，会引起子代脂代谢紊乱。研究者认为这可能与子代肝中过氧化物酶体增殖激活剂受体（peroxisome proliyerators-actived receptor，PPARs）的基因表达改变有关，PPARs 是参与脂肪及碳水化合物的代谢调节的配体依赖性转录因子，其中 PPAR-α 更是脂肪酸代谢的关键基因，在肝脂质代谢中起重要作用。母代大鼠高脂饮食可引起仔鼠于生后 28 天断乳时肝 PPAR-α 基因表达下降，进而干扰子代血脂平衡。除营养素调控基因表达外，机体某些抗氧化微量营养素缺乏可使机体处于氧化应激，生命早期胚胎细胞及其他组织细胞处于迅速增殖分化期，对外界环境刺激十分敏感，极易受到母亲体内氧化应激产物的攻击。当母亲体内某些特殊的微量元素缺乏时，会导致 DNA 损伤，引起胎儿宫内发育异常。大量的人群干预研究表明，补充抗氧化营养素如维生素 A、维生素 E、维生素 C 等可明显增加机体的抗氧化能力，减少 DNA 的氧化损伤。

二、生命早期营养对表观遗传修饰的影响

DOHaD 认为，生命早期（妊娠期以及产后早期）环境不良因素（营养、感染、应激）的刺激引起胎儿在器官发育关键期的生长发育受损，会增加成年期疾病的易感性如冠心病、卒中、高血压、非胰岛素依赖性糖尿病、癌症等。胎儿“编程”可能是 DOHaD 的重要理论基础：在生长发育关键期，为应对环境不良因素的刺激（营养、感染、化学毒物等），胎儿会做出生理适应性的应答反应，此应答反应就包括基因表达的表观遗传学修饰的改变。

早期胚胎生长发育过程中，基因的表观遗传修饰十分活跃：① DNA 甲基化，是胞嘧啶环发生甲基的共价修饰，这种甲基化修饰主要出现在 CpG 区。特定区域如基因启动子、增强子的甲基化能够抑制基因表达。在该过程中，甲基化转移酶、甲基化结合蛋白发挥关键作用。②组蛋白修饰，指一种翻译后的组蛋白共价修饰，包括甲基化、磷酸化、乙酰化、泛素化、类泛素化。组蛋白修饰的改变直接影响核小体核心与 DNA 缠绕的紧密程度，进而影响基因的转录及基因表达。③非编码 RNA，即不编码蛋白质的 RNA。

（一）表观遗传修饰改变的可能机制

1．细胞因子

最初，将细胞因子与表观遗传效应关联起来的是对癌细胞系的研究，Foran E 等研究发现，IL-6 会引起结肠癌细胞系 DNA 甲基转移酶 1 的表达增加，同时引起与癌细胞黏附、抑制、抗凋亡相关的基因甲基化水平增加，进而引起相关基因的表达沉默，抑制癌细胞黏附，促进转移。研究者提出，炎症因子是感染与其引起的表观遗传修饰改变的重要媒介之一。Hodge 等的研究支持了这种观点，其研究发现 IL-6 等增加 DNA 甲基转移酶 1 的表达以及生物活性，而其活性改变可能也与 IL-6 暴露后相关催化酶磷酸化以及下游蛋白激酶 B（Akt）相关信号通路持续激活有关；IL-17a 能够通过调节组蛋白去乙酰化酶引起表观遗传修饰的改变；肿瘤坏死因子 -α（tumor necrosis factor-α，TNF-α）促进组蛋白乙酰化，调控表观遗传机制；甲基 CpG 结合蛋白 2 通过与甲基化的 DNA 以及染色体调节复合物如组蛋白去乙酰化酶相结合，对表观遗传修饰进行调控，研究表明妊娠期炎症刺激因子也会引起 MeCP2 启动子低甲基化。

2．氧化应激

氧化应激产物活性氧类（reactive oxygen species，ROS）能够激活 Akt，进而引起甲基化转移酶 3a（Dnmt3a）表达上调。Dnmt3a 在甲基化修饰中发挥关键作用。ROS-Akt-Dnmt3 是氧化应激引起表观遗传修饰改变的分子机制之一。为应对不良刺激引起的氧化应激，机体抗氧化物谷胱甘肽（glutathione，GSH）合成增加，也就需要更多的同型半胱氨酸作为底物，从而用于 S- 腺苷甲硫氨酸合成的同型半胱氨酸减少，而前者参与机体甲基化过程。除此之外，氧化应激产物 H_2O_2 也能引起组蛋白乙酰化。

（二）生命早期营养与表观遗传修饰

表观遗传修饰的改变是机体对环境刺激因子做出的适应性的应答反应，以便机体更好地适应当前的环境变化，当然，也包括营养环境。本部分将分别介绍生命早期营养（包括营养不足和营养过剩）对表观遗传修饰的影响。

1．生命早期营养与 DNA 甲基化

DNA 甲基化是研究最多也是最为成熟的表观遗传修饰形式，大量研究表明生命早期营养（包括宏量营养素和微量营养素）均会影响子代生长发育、代谢调节相关基因的甲基化模式。在荷兰饥荒队列研究中发现，生命早期母亲暴露于饥荒或营养不良的子代，与母亲未发生暴露的个体相比，印记基因 *IGF2* 甲基化水平降低，而印记基因在胎儿的生长和行为发育中起着至关重要的作用。动物研究发现，怀孕大鼠妊娠期限制蛋白质的摄入引起子代细胞增殖分化相关基因的甲基化模式改变。四氢叶酸是天然叶酸的活性形式，参与一碳单位转移酶的构成，是一碳单位的载体，可以携带一碳单位基团；在体内参与嘌呤和嘧啶核酸的合成，在细胞增殖和分化中发挥作用；同时也参与机体的某些甲基化反应。人群研究表明极度叶酸缺乏可导致 DNA 低甲基化。母亲在围孕期补充叶酸（400 μg/d）会增加幼儿印记基因 *IGF2* 的表达。此外，其他影响基因甲基化模式异常的营养素还包括维生素 B_{12}（$VitB_{12}$）、$VitB_2$、$VitB_6$、胆碱、甜菜碱等。母亲血清中维生素 B_{12} 的水平，与出生后子代全基因组甲基化水呈负相关性。除了营养素摄入不足外，妊娠期母亲营养过剩、超重或肥胖也会影响子代基因的甲基化模式。动物实验表明，怀孕母鼠膳食脂肪摄入过多，改变代谢相关基因的甲基化模式，如瘦素基因甲基化水平增加，引起能量平衡以及饱腹感调控异常。

怀孕母鼠肥胖和糖尿病与特定组织中瘦素基因启动子甲基化改变有关，引起子代代谢紊乱，并且这种表观遗传修饰改变效应具有性别特异性。

2．生命早期营养与组蛋白修饰

营养或膳食因素也可以改变组蛋白修饰，导致染色体结构变化，影响基因转录。动物实验表明，限制怀孕母鼠膳食蛋白质的摄入，其子代肝糖皮质激素受体（glucocorticoid receptor，GR）启动子中 *H3K9* 和 *H4K9* 的乙酰化水平与 *H3K4* 的甲基化水平增加。脂肪酸丁酸盐可促进蛋白质乙酰化，从而促进基因的表达。怀孕大鼠血糖水平过高会引起肝胰岛素样生长因子 -1（IGF-1）基因组蛋白甲基化修饰异常，IGF-1 表达水平改变最终引起成年期对胰岛素抵抗的易感性增加。

3．生命早期营养与非编码 RNA

非编码 RNA 几乎参与了人体所有的生物学过程，包括个体发育、细胞增殖和分化、细胞周期调控，以及包括脂肪代谢和葡萄糖稳态在内的能量代谢，膳食营养素的摄入如蛋白质、酒精等均可改变非编码 RNA 的表达；孕妇营养不良会引起子代非编码 RNA 表达的改变，对之后的胰岛素抵抗产生重要影响。

DNA 甲基化、组蛋白修饰和非编码 RNA 并非各自独立而是相互联系的。一方面，某些非编码 RNA 的表达受到 DNA 甲基化和染色体修饰的调控；另一方面，非编码 RNA 也会影响甲基化机制和组蛋白修饰相关蛋白的表达。生命早期营养通过上述复杂的表观遗传修饰机制，不仅对子代短期的生长发育造成影响，也会影响其成年期疾病的发生，特别是会影响慢性非传染性疾病的易感性。

（三）生命早期营养引起表观遗传修饰改变的跨代遗传效应

1．胚胎发育过程中表观遗传修饰

表观遗传修饰，主要是甲基化修饰，在胚胎发育过程中至关重要。以小鼠为例，在胚胎发育 E8.5 ～ 11.5 天，原始生殖细胞迁入生殖嵴的过程中，生殖系细胞发生去甲基化。性别分化完成后，生殖系细胞以一种性别特异的方式，重新发生甲基化修饰：雄性个体在产前精子发育成熟后完成甲基化修饰；雌性个体在出生后卵细胞发育成熟，完成甲基化修饰。雌、雄配子体完成受精后，尽管此时发生了全基因组的甲基化的改变，它们先后发生主动或被动地去甲基化；而直至桑葚胚期，在原始生殖细胞迁入生殖嵴过程中，体细胞发生甲基化修饰，而生殖系细胞则发生去甲基化。表观遗传修饰的正常进行在胚胎及胎儿正常的生长发育以及亲代印记基因的稳定遗传中发挥关键作用。整个妊娠期，表观遗传修饰十分活跃，机制也异常复杂，需要有精确的调控机制进行调节。一旦在某些内在或外在因素的影响下，调节机制被破坏，就会引起基因表达紊乱，导致生长发育异常。

2．表观遗传修饰的跨代遗传效应

除了可塑性外，表观遗传修饰的另一个重要特点就是可遗传性。当表观遗传编码扰乱发生在生殖细胞中时，就很有可能造成表型在代际间传递，即跨代遗传。跨代遗传是指在非直接暴露的情况下，环境刺激因素引起的表型能够在代际间传递。F0 代怀孕个体是唯一的暴露于不良刺激或损伤的个体，F1 代胚胎以及产生 F2 代的生殖系细胞在 F0 代怀孕个体暴露的情况下，亦属于直接暴露于刺激或损伤，而 F3 代是真正意义上的非直接暴露的跨代遗传的第一代。

妊娠期是研究最多的生长发育关键期。妊娠早期，主要发生胚胎植入以及胎盘分化；妊娠中晚期，主要发生体细胞增长。环境不良因素的刺激（营养/膳食、感染、应激等）引起动物体内稳态失衡，影响胚胎的生长发育，从而打破原有的发育蓝图，并重新建立新的发育轨迹，这个过程也被称为“再编程”，这种胚胎“再编程”引起的效应不仅会出现在F1代中，也可能在代际间稳定传递，在F2、F3代中出现。妊娠期肥胖会引起子代糖尿病、心血管疾病、代谢综合征等疾病的发生风险增加。动物实验研究表明，妊娠期母鼠高脂膳食引起F1代生长发育相关指标异常，如身长、体重等增加，而胰岛素敏感性下降，并且这种效应可以在稳定地传递至F3代；而妊娠期营养摄入不足除了引起F1代成年期血糖代谢紊乱外，即便在F1代恢复正常膳食后，F3代中同样出现了血糖调节失衡。在人群流行病学研究中，荷兰饥荒出生队列研究也为我们提供了生命早期营养与疾病的跨代遗传相关的证据，妊娠期特别是妊娠中晚期，母亲发生营养不足，与正常人群相比其子代出现低出生体重和小于胎龄儿的风险，并且低出生体重儿成年期患心血管疾病、肥胖和2型糖尿病的风险增加；更重要的是，妊娠期营养不良致子代肥胖风险增加，并且这种易感性会在代际间传递。

第二节 生命早期营养对肠道微生态的影响

近年来，随着对人体微生物组研究的深入，肠道菌群（gut microbiota）逐渐揭开其神秘的面纱。越来越多的研究显示，肠道菌群对人体的生长发育、消化吸收、免疫调节等方面起到了非常重要的作用。人体肠道菌群稳态的建立是一个长期的、动态的过程。多种因素均会影响到婴儿肠道菌群的构成和演变。

一、肠道微生态概述

人体肠道内有超过 1×10^{14} 个微生物，大概有1 000多种，根据其复杂的种类与特性分为：共生菌（与宿主共生关系，多为专性厌氧菌，是肠道的优势菌群，如双歧杆菌、类杆菌和消化球菌等，具有营养及免疫调节作用）、双向菌（肠道非优势菌群，如肠球菌、肠杆菌，在肠道微生态平衡时是无害的，在生态失衡时会致病）、抗生菌（多为“过路菌”，长期定植的机会少，生态平衡时这些菌数量少，不会致病；生态失衡时数量超出正常水平，可导致疾病，如变形杆菌、假单胞菌等）。肠道菌群在人体消化、免疫、维生素和酶的合成等方面的作用逐渐受到重视。它们为宿主提供其本身不具备的酶和生化代谢通路，与宿主自身基因组一起在外界环境作用下影响着机体的功能。

（一）肠道微生态的建立和发展

人类从出生开始便可以通过多种方式获得肠道菌群。新生儿体内的微生物主要来源于母亲产道、粪便以及体表的微生物。虽然之前人们一般认为胎儿在母亲子宫内发育的过程是处在无菌环境下的，然而近期不同的研究团队利用动物实验和人群研究分别证实了羊水、脐带血和胎儿肠道内确实存在着来源于母亲的肠道菌群，从而打破了胎儿“无菌”的说法，并明确了人类肠道菌群的最早来源。

在婴儿出生后一些兼性厌氧微生物如大肠杆菌、金黄色葡萄球菌和链球菌等通过分娩移植到新生儿肠道中并不断增殖，造成新生儿肠道的厌氧环境，从而有利于厌氧微生物如拟杆菌和双歧杆菌的生长繁殖。喂养方式对肠道菌群有着非常重要的影响。此外，婴儿在添加辅食后，食物的多样化使肠道菌群也呈现多样性改变，如类杆菌、肠球菌及乳杆菌等逐渐增多，向成年人型过渡，直至 2 ～ 3 岁便形成以厌氧菌占绝对优势的稳定菌群。因此，婴幼儿期肠道菌群的定植和发育十分关键，将对婴儿以至对成年人的代谢与免疫疾病产生重要的影响。进入成年期后肠道菌群比较稳定，但当进入老年期时，一些生理功能包括免疫系统功能的改变将显著影响肠道菌群的组成。

（二）肠道微生态与健康

1．肠道菌群与机体功能

肠道菌群利用人体未完全消化的食物成分、部分代谢产物以及肠道黏液等影响机体健康，并维持自身肠道微生态的稳定。

（1）肠道菌群与肠道功能：肠黏膜屏障由机械屏障、免疫屏障、化学屏障与生物屏障四个部分共同构成来抵御外来病原微生物的入侵，维持肠道内环境的稳定和微生态平衡。人肠道中厌氧菌占绝对优势（99% 以上），厌氧菌和肠道黏膜上皮细胞紧密结合形成生物膜 - 菌群复合结构，对肠上皮组织起着重要的占位保护作用。大量繁殖的肠道菌群消耗了绝大部分肠道微环境中细菌生长繁殖所必需的营养物，尤其是铁离子，致使从外部入侵的致病菌无法竞争生长，减少了其在肠道的定植。此外，肠道菌群在代谢过程中产生短链脂肪酸（SCFAs）等代谢产物。SCFAs 主要包括乙酸、丙酸、异丁酸、丁酸、异戊酸、戊酸、异已酸和已酸等，SCFAs 可降低肠道 pH，达到促进益生菌的生长增殖并抑制特定病原菌定植的目的，SCFAs 对肠上皮细胞有营养和促增殖、分化作用，对维持肠黏膜屏障完整性、稳定肠道微环境都具有积极意义。

（2）肠道菌群与物质能量代谢：定植于人体肠道的微生物群为宿主提供了多种人体自身所不具备的酶与生化途径，能够分解人体不易消化的多糖、寡糖以及糖蛋白等，生成短链脂肪酸，为宿主提供能量，以及为肠道菌群生长繁殖提供营养物质。除此之外，肠道菌群还能合成多种维生素，包括 B 族维生素、维生素 K、维生素 C、生物素以及叶酸等，如大肠杆菌能合成维生素 K，而人无法从食物中获取。除此之外，肠道菌群还能通过与宿主发生共代谢作用，通过肝肠循环等多条代谢途径参与药物及其他外来化合物的分解代谢，胆汁酸及脂肪等的代谢便是其中最为典型的例子。

（3）肠道菌群与机体的免疫功能：肠道菌群通过细菌本身或细胞壁成分刺激宿主免疫系统使免疫细胞活化，通过增加抗体含量、调节淋巴细胞的吞噬作用，以及增加干扰素的分泌等作用提高机体的免疫力。大量实验结果表明，无菌动物的肠系膜淋巴结较小且数量也少于正常动物，抗体分泌水平也明显低于正常动物。黏膜免疫系统的主要功能是通过产生分泌型免疫球蛋白 A（secretory immunoglobulin A，sIgA）阻止微生物在黏膜上皮定植和繁殖。有研究发现，初生婴儿粪便中双歧杆菌的数量与黏膜 sIgA 的浓度呈显著正相关，表明双歧杆菌能促进黏膜免疫系统的 sIgA 的成熟及分泌。

肠道菌群具有抵御病原微生物侵袭、刺激机体免疫器官成熟、激活免疫系统的作用。不同种类和数量的正常菌群定植在胃肠道黏膜，以及分布在肠道内容物中，形成动态微生态平衡。肠道是人体最大的淋巴器官，肠道内的淋巴组织为含有宿主全部免疫功能的重要成分。由于肠道细胞直接与肠道共生菌及外来菌相接触，能有效组织致病菌和病毒等外来微生物的入侵和繁殖，因此肠道菌群是宿主免疫屏障的重要组成部分。肠道菌群不仅对肠道黏膜免疫系统的发育和激活有重要作用，正常的肠道微生物群落还能刺激宿主建立完备的免疫系统，对全身免疫系统的功能维持和激活也有重要作用。在宿主的免疫系统受到肠道菌群与宿主之间相互作用影响的同时，宿主的免疫系统也会适应和控制肠道细菌的生长。人结肠细菌发酵的主要产物短链脂肪酸，是肠道菌群 - 宿主交互作用的重要信息分子之一。SCFAs 能够作用于多种免疫细胞，是沟通肠道菌群和肠免疫系统的重要分子。

2. 肠道菌群及疾病的关系

新一代基因测序技术的发展以及强大的生物信息学分析工具的开发，为研究人体肠道菌群的组成和结构提供了新的思路。研究发现，肠道菌群与肥胖、糖尿病、心脑血管疾病、炎症性肠炎、胃肠道癌症和自身免疫性疾病等具有一定的相关性。

（1）肠道菌群与炎症性肠病：炎症性肠病（IBD）是发生于胃肠道的慢性复发性疾病，克罗恩病（Crohn disease，CD）和溃疡性结肠炎（ulcerative colitis，UC）为其两种主要表现形式，其致病因素及发病机制至今尚未完全阐明，但目前普遍认为 IBD 是由遗传因素、免疫功能紊乱、肠道屏障功能障碍和肠道菌群改变等多因素所致。越来越多的研究表明，肠道菌群失调是参与 IBD 发病的重要因素，主要表现为微生物的组成和丰度的改变及功能的损伤。大量研究表明，UC 患者肠道菌群的丰度与多样性发生了明显的改变。越来越多的研究认为肠道菌群是 UC 免疫损伤过程的一个重要激发因素，促使致病菌滋生和益生菌缺失，破坏肠黏膜免疫系统对肠道菌群的耐受性，从而产生过度且持续的炎症反应。虽然到目前为止还不能确定肠道菌群紊乱与 UC 之间是直接还是间接关系，但有一点可以肯定肠道菌群在抗炎与调节免疫方面发挥着重要的作用，调节肠道菌群对 UC 有一定的辅助治疗作用。大量研究发现，益生菌对 UC 具有明显的缓解和治疗作用，另外，用粪便菌群移植（fecal microbiota transplantation，FMT）技术治疗 UC 也正逐渐成为研究的热点。

（2）肠道菌群与肥胖：肥胖的发病率日益增加，现已成为严重困扰世界各国的公共卫生问题。肥胖的病因至今尚未完全明确，一般认为肥胖是在遗传因素与环境因素两方面共同作用的结果。目前许多研究表明肠道菌群在肥胖的发病过程中起到重要的作用。肠道细菌可发酵食物中宿主自身不能消化的多糖，将其转化为单糖以及代谢终产物短链脂肪酸。肠道菌群不仅能够促进宿主吸收更多的能量，而且还与慢性系统炎症的发生有一定联系。研究发现高脂饮食可以改变肠道菌群结构，增加革兰氏阴性菌的比例，导致脂多糖产生增多；菌群比例的失调还可通过抑制肠道上皮细胞间紧密连接蛋白的表达，增加肠道上皮通透性，促使脂多糖进入血液，引起代谢性内毒素血症，并诱发肥胖。因此，改善肠道微生态可能是调整肥胖个体能量平衡的有效措施。

（3）肠道菌群与肝疾病：慢性肝疾病与肠道菌群的改变息息相关。近 10 年来，由于对肠 – 肝轴认识的逐步深入，肠道菌群在慢性肝病发病过程中的作用备受关注。正常情况下，肝可清除来自肠道的内毒素、氨、吲哚、酚类等各种毒素。但是肠道微生态的改变使肠道屏障功能受损，各种代谢产物大量进入肠外器官，过度激活机体免疫系统，引起异常免疫反应，导致肝细胞凋亡及坏死。大量研究还表明，慢性肝疾病患者存在不同程度的肠道菌群失调，双歧杆菌、乳酸杆菌等厌氧菌的数量减少，革兰氏阴性菌过度生长繁殖，并释放大量内毒素，引发或加重慢性肝疾病。对非酒精性脂肪性肝炎以及酒精性肝病患者肠道菌群的分析发现，肠道菌群失调、肠杆菌比例明显高于健康人群，说明肠道菌群异常在一定程度上促进肝病的发展。控制肠道菌群失调可明显改善临床症状。

（4）肠道菌群与糖尿病：截至 2014 年，全球约有 4.22 亿人口患有糖尿病，2016 年 WHO《全球糖尿病人报告》显示，2 型糖尿病是由遗传与多种环境因素共同作用的结果。近年来，作为人体的第二基因组，同时也是人体后天获得的内在环境因素，肠道菌群在 2

型糖尿病进程中所扮演的角色正逐渐变得清晰起来。研究表明，2 型糖尿病患者与健康个体间肠道菌群结构具有显著差异。2 型糖尿病患者肠道内厚壁菌门与梭菌属细菌比例显著降低，拟杆菌属、大肠杆菌等条件致病菌水平明显升高，具有保护作用的双歧杆菌含量大幅减少。另一方面，大量的干预研究结果也显示，微生态制剂在 2 型糖尿病的发生、发展中具有一定的防治意义，通过补充益生菌，可以有效改善宿主肠道内微生态的紊乱，一定程度上缓解患者的糖尿病症状。

（5）自身免疫性疾病：自身免疫性疾病是机体对自身抗原发生免疫反应而导致自身组织损害所引起的疾病，它的产生与肠道微生物有一定联系。肠道内微生态环境紊乱可导致全身免疫系统过度活跃，进而有可能出现自身免疫性疾病。疾病的发生改变着肠道菌群的组成，特别是一些益生菌的减少和致病菌的增加。

（三）影响肠道微生态的主要因素

肠道菌群受到多种因素的影响，如饮食、药物、益生菌、卫生条件、年龄、性别、基因型、地域等，各个因素可以独立发挥作用，也可能会发生交互作用，共同影响肠道菌群的构成。

1．影响肠道微生态的因素

（1）膳食与肠道菌群：膳食是影响肠道菌群组成和改变肠道菌群表达的主要因素，更是最容易控制或改变的因素。近年来，诸如 n-3 脂肪酸、膳食纤维、寡糖、唾液酸、黄酮类植物化学物等食物成分或者具有生物活性的化学物质对于肠道菌群调节作用的研究成果不断增加。生活在各个大陆、地区的人有其各自独特的饮食习惯，欧洲人的饮食习惯是偏爱富含奶酪、黄油等高脂肪高热量的食物，而非洲人则偏爱低热量高膳食纤维的食物。高通量测序比较欧洲儿童和来自非洲西部内陆国家布基纳法索农村儿童的肠道菌群，发现两者的肠道菌群存在显著差异。在高热量高脂饮食的欧洲儿童肠道菌群中，与纤维素和木聚糖水解相关的普雷沃氏菌完全缺失，而低热量高膳食纤维饮食的非洲儿童的肠道菌群中富含拟杆菌门，尤其是普雷沃氏菌，而厚壁菌门相对较少；此外，还发现在非洲儿童的肠道中短链脂肪酸显著多于欧洲儿童，肠杆菌科（主要是志贺杆菌和大肠埃希菌）丰度比欧洲儿童小。这一研究结果提示非洲儿童的肠道菌群对富含多糖的饮食做出了适应性的变化，以保证能从富含膳食纤维的饮食中充分摄取所需能量，同时减少了肠道炎症性和传染性疾病的发生；而欧洲儿童日常饮食中缺乏膳食纤维，这可能是导致纤维素和木聚糖水解相关的普雷沃氏菌缺失的原因。另一项研究发现增加膳食纤维摄入可以使肠道菌群的多样性增加，同时也可以使肠道菌群中的普雷沃氏菌丰度增加。

饮食可能会在几个层面引起肠道微生物群的改变，即通过饮食模式（如西方饮食或地中海饮食模式）、特定食物（全谷物）、特定营养素（纤维、脂肪）或食物相关的微生物等方面改变肠道菌群的构成。明确饮食对于菌群的影响的研究起源于评估不同地理区域的微生物群组成，例如非洲地区饮食摄入较多的蔬菜、水果和谷物，因此食物中富含纤维和淀粉；而西方国家的饮食奶制品和肉类摄入较多。非洲东南部地区和北欧地区婴儿的微生物情况有所不同，尽管双歧杆菌在这两个地区的肠道菌群中都占主导地位，但在马拉维 6 月龄婴儿中，拟杆菌门 - 普雷沃氏菌属的数量更多，产气荚膜杆菌和金黄色葡萄球菌只在芬兰婴儿中发现。这些研究反映了随着饮食结构和卫生条件的变化，肠道微生物也会随之发生进化。除了上述所说的观察整体性饮食模式对肠道菌群的影响，也可通过比较摄入特定的营养物质后菌群的变化来追踪、观察肠道菌群的变化。一项有关喂养的对照研究显示，在高脂肪低纤维或低脂肪高纤维饮食的 24 h 内，肠道菌群的构成即可发生变化。从长远来看，蛋白质和动物脂肪的摄入与拟杆菌属有关，而碳水化合物和纤维的摄入量与普雷沃氏菌属有关。

（2）药物与肠道菌群：许多研究发现，抗生素、二甲双胍、小檗碱等药物都可以使肠道菌群发生变化，从而对机体状态产生影响。一项针对芬兰 2 ～ 7 岁儿童的研究发现，使用大环内酯类抗生素与之后肠道菌群组成及代谢的长期改变相关：放线菌门数量减少，拟杆菌门和变形菌门数量增加。除了抗生素以外，许多中药提取物也可以使肠道菌群发生改变。台湾的一项研究发现灵芝提取物可以降低高脂饮食小鼠的体重，减轻炎症反应和胰岛素抵抗，降低肠道菌群厚壁菌门 / 拟杆菌门比值和内毒素水平，维持肠道屏障完整性，并降低内毒素血症发生的概率。

（3）宿主基因型与肠道菌群：一些研究指出，宿主的基因型控制着肠道微生态系统的平衡，宿主基因型的多样性与其肠道菌群结构的多样性存在显著的关联。同卵双胞胎的研究发现，尽管他们生活的环境差异很大，但其肠道菌群的多样性较为接近，它们之间的相似度要高于长期生活在相同环境下无遗传关系的个体。同卵双胞胎肠道菌群的相似度明显高于异卵双胞胎和无血缘关系的儿童。

（4）心理压力与肠道菌群：精神上的压力和生理应激会引起胃肠道生理上一系列的改变，如胃肠道活动的改变、十二指肠碳酸氢盐释放的改变、激素的改变及黏膜免疫功能的降低。这些变化会导致粪便中乳酸杆菌属细菌的减少和拟杆菌属细菌的增加。研究表明，心理压力能减少肠道中乳酸杆菌的数量，却能增加一些大肠埃希菌和铜绿假单胞菌等病原菌的数量。

（5）益生菌与肠道菌群：益生菌可在肠道内产生细菌素和其他有抗菌性能的蛋白，这些物质可以抑制病原体和有害微生物的繁殖。益生菌能够影响肠道上皮的细胞因子信号通路，促进杯状细胞黏液分泌并有利于肠道屏障的完整性。此外，它们还通过诱导细胞间紧密连接蛋白的产生来加强肠道上皮屏障，并能通过树突状细胞诱导 T 细胞活化以及免疫球蛋白 IgA 产生来影响肠道菌群。

2．影响婴幼儿肠道微生态的因素

人体肠道菌群稳态的建立是一个长期的、动态的过程。生命早期的多种因素均会影响个体肠道菌群的构成和演变。

（1）分娩方式：阴道分娩的胎儿在经过母亲产道时，获得了母亲产道和肠道的微生物，其主要为厌氧菌，而这一过程在剖宫产分娩的婴儿中是缺失的。据研究发现，在同样是母乳喂养的婴儿中，剖宫产会降低肠道乳酸杆菌和双歧杆菌的水平。国外大型的人群出生队列研究和回顾性病例对照研究发现，剖宫产分娩的婴儿在其成年后较阴道分娩的婴儿更易出现肥胖，研究者推测剖宫产婴儿肠道菌群早期植入的缺陷可能在这一现象的形成中起了很重要的作用。研究发现，阴道分娩的婴儿 1 岁时肠道菌群的构成仍然与其母亲肠道菌群构成有直接的联系。Dominguez-Bello 等发表于 *Nature Medicine* 上的研究用无菌纱布对母亲的阴道微生物进行取样，在婴儿出生的 3 min 内，用带有母亲阴道微生物的纱布来擦拭新生儿的身体。研究人员发现，这可以改变剖宫产新生儿的肠道菌群，且与未接受纱布擦拭的剖宫产婴儿相比，接受纱布擦拭的剖宫产婴儿菌群与顺产婴儿更相似。

（2）喂养方式：婴儿时期的喂哺方式也会对生命早期肠道菌群构成的演变产生影响。目前有较多的流行病学证据表明，母乳喂养和配方奶粉喂养对婴儿肠道菌群会产生不一样的影响。母乳中的抗体是子代肠道特异性免疫的第一来源。据研究，生后第 1 个月的母乳喂养对于子代健康有着短期和长期的影响，如能够预防感染、降低子代的患病率和死亡率、减少免疫性疾病的发生率。母乳是一种“带菌体液”的看法目前已经得到广泛的认同。研究者们已从母乳中分离出了葡萄球菌、链球菌、微球菌、乳酸菌和肠球菌等，这些微生物被认为是母乳中天然存在的菌群，并可以通过母乳喂养传递给婴儿，参与婴儿生命早期肠道菌群的建立和演变，健康的母乳是婴儿肠道菌群中双歧杆菌和乳酸菌的重要来源。而以配方奶粉喂养的婴儿，其肠道菌群的演变与母乳喂养儿相比则有很大差异。王小卉等研究发现，母乳喂养儿肠道乳酸杆菌、双歧杆菌数量较人工喂养儿高。动物和人的试验证明，肠道的 SIgA 能够调节肠道菌群的构成和活动，而乳汁会分泌 SIgA，富含 SIgA 的母乳喂养不仅会在断奶前影响子代的肠道菌群，还会将这种影响放大到成年期。以健康足月剖宫产婴儿为观察对象，发现母乳喂养儿的双歧杆菌数量明显高于配方奶喂养儿。

（3）妊娠期饮食：妊娠期饮食结构对于孕产妇和及其子代的健康状态有着非常重要的作用。不饱和脂肪酸的过多摄入使得肠道中优势菌的数量减少，其他菌种的数量增加，从而影响到菌群的构成。几项前瞻性队列研究显示，多不饱和脂肪酸是溃疡性结肠炎的潜在危险因素。

（4）心理状态：心理状态对肠道菌群也会产生影响。资料显示，很多孕妇在产前会有抑郁、焦虑、紧张等心理变化，而这些心理变化会影响子代肠道菌群的构成，主要表现为乳酸杆菌的丰度下降。Golubeva AV 等研究发现，怀孕母鼠产前压力大会造成肠道内乳酸菌属数量下降，而振颤杆菌和消化球菌属数量增加。Jasarevic 等也证实，妊娠期压力导致阴道内环境变化，使得阴道乳杆菌属的丰度发生改变，孕妇阴道乳杆菌的数量下降，直接导致自然分娩过程向子代传递的乳酸菌数量减少。另一项研究发现，妊娠早期的恒河猴暴露在听觉刺激压力之下，其子代肠道内乳酸杆菌的数量减少；妊娠晚期的刺激会使得子代肠道菌群中乳酸杆菌和双歧杆菌的丰度均减少。

（5）妊娠期抗生素的使用：母亲在妊娠期接受过抗生素治疗，其子代肠道菌群种类会减少，未曾接触过抗生素治疗的母亲的子代的肠道菌群则较丰富且分布均衡。Tormo-Badia 等研究显示，给无肥胖症状的糖尿病怀孕母鼠使用抗生素，其子代的菌群多样性减少。此外，Munyaka 等的实验表明，在预产期的前 6 天给予怀孕的 C57BL/6 小鼠 160 mg/kg 的头孢唑啉，发现产前使用抗生素减少了粪便中微生物的丰度，改变了粪便和结肠的微生物构成。

（6）其他因素：除了上文涉及的因素之外，生活环境也会影响子代肠道菌群的构成。De-Filippo 等的研究表明农村婴儿肠道菌群中的放线菌和拟杆菌比城市多，而城市婴儿的肠道菌群的厚壁菌门和变形菌门比农村婴儿多，提示环境因素对肠道菌群的影响。此外，妊娠期体重、地理环境、气候因素等均会对菌群的构成产生影响。

二、生命早期营养与肠道微生态

（一）母亲营养与肠道微生态

1. 妊娠期饮食

Ian A. Myles 等研究发现，西方饮食模式（高热能、高 n-6：n-3 脂肪酸比值、高碳水化合物）的母鼠的肠道菌群与低脂饮食的母鼠所生的子代相比较，毛螺菌属和梭菌属数量增加，且菌群的多样性要差于低脂饮食组。另一项研究表明，n-3 脂肪酸组的子代菌群的振颤杆菌、梭菌目、乳球菌属、真杆菌属等明显增加，而毛螺菌属、罗氏菌属却减少。此外，一项在日本猕猴中进行的研究发现，妊娠期高脂饮食会降低子代肠道中的非致病性弯曲杆菌属的丰度。DL Gibson 等的研究显示，妊娠期 n-3 多不饱和脂肪酸和 n-6 多不饱和脂肪酸饮食均会使得在子代肠道菌群占优势的肠杆菌和双歧杆菌的数量减少，同时，与免疫系统有关的梭状芽孢杆菌属和丝状菌数量也减少。比较特别的是富含 n-3 多不饱和脂肪酸的鱼油增加了拟杆菌门的数量，富含 n-6 多不饱和脂肪酸的红花籽油增加了厚壁菌门的数量。

另有研究表明，给 Wistar 大鼠在妊娠期和哺乳期饲喂高蛋白饮食和高纤维饮食，发现母鼠乳汁成分中只有寡糖的含量发生变化，而蛋白质和脂肪含量没有显著差异。乳汁中寡糖成分的改变与肠道菌群的改变有关系，与对照组相比，高纤维饮食组的孕鼠和其子代的肠道中双歧杆菌的数量增加。

（二）婴幼儿营养与肠道微生态

1. 喂养方式与肠道菌群

母乳喂养是婴儿出生后母亲的菌群向婴儿体内转移的一种重要方式，母乳喂养使母亲体内微生物包括金黄色葡萄球菌、链球菌、双歧杆菌以及乳酸杆菌等不断向婴儿肠道转移并加速肠道菌群的增殖和成熟。特别重要的是母乳中含有寡糖等益生元可使双歧杆菌等益生菌大量增殖，益生菌和益生元共同调节婴儿肠道的菌群，建立平衡的微生态环境，抑制病原微生物的增殖，调节肠道黏膜屏障功能及免疫功能。

母乳喂养儿的肠道微生物群与配方奶喂养儿不同，这表明了喂养方式的不同对婴儿微生物群会造成影响。双歧杆菌是健康母乳喂养儿中典型的肠道微生物，并提示母乳中存在双歧杆菌。尽管之前人们一直认为母乳是无菌的，但随着技术和认识的发展，目前已经能从母乳中鉴定出 50 个属的 200 个物种，包括葡萄球菌、链球菌、棒状杆菌、乳酸菌和双歧杆菌。在哺乳期间母乳成分（包括微生物组）会发生变化。在初乳样品中，魏斯氏菌属和明串珠菌属占主导地位，而韦永氏球菌属、纤毛菌属和普雷沃氏菌（Prevotella）属在 1 ～ 6 个月的母乳样本中比较多。

2. 辅食添加与肠道菌群

婴儿的肠道菌群组成随着辅食添加而改变。有研究发现，随着辅食的添加，双歧杆菌、肠杆菌、艰难梭菌和产气夹膜梭菌物种的比例有所下降。有趣的是，添加辅食对纯母乳喂养儿的肠道菌群的影响比非纯母乳喂养儿要小。一般来说，添加辅食会增加物种的多样性。因此，随着辅食添加时间的延长，儿童肠道菌群的构成开始类似于成人的微生物群。

综上所述，肠道菌群和人体有着密不可分的互利共生关系，直接影响着每个人的健康，他们在人体消化、免疫和疾病防治等方面均起着重要的作用，并参与了多种非感染性疾病，特别是慢性代谢疾病的发生发展过程，这同时也表明适当地调节肠道菌群可能成为疾病的一种潜在治疗方式。年龄、生活方式、肠道动力异常、免疫功能障碍和抗生素使用等一系列贯穿整个生命过程的复杂的、动态的交互因素均会引起肠道菌群的变化。目前膳食结构对人体肠道菌群的影响也引起国内外学术界的广泛关注。通过合理的膳食补充益生菌和益生元可能会成为保持个体肠道菌群的微生态平衡、预防和治疗疾病、促进宿主健康的新措施。然而，由于肠道菌群结构和功能的复杂性，目前对于肠道菌群参与机体代谢、与机体相互作用的机制仍不明确，有待更深入的研究。

参考文献

[1] Wang X，Lan X，Radunz AE，et al. Maternal nutrition during pregnancy is associated with differential expression of imprinted genes and DNA methyltranfereases in muscle of beef cattle offspring[J]. Journal of Animal Science，2015，93（1）：35-40.

[2] Mozhui K，Smith AK，Tylavsky FA. Ancestry dependent DNA methylation and influence of maternal nutrition[J]. Public library of science One，2015，10（3）：e0118466.

[3] Hyeran J，Carlo S. Nutrition，epigenetics，and diseases[J]. Clinical Nutrition Research，2014，3（1）：1-8.

[4] Vickers MH. Early life nutrition，epigenetics and programming of later life disease[J]. Nutrients，2014，6（6）：2165.

[5] Block T，Elosta A. Epigenetic programming，early life nutrition and the risk of metabolic disease[J]. Atherosclerosis，2017，266：31-40.

[6] Loche E，Ozanne SE. Early nutrition，epigenetics，and cardiovascular disease[J]. Current Opinion in Lipidology，2016，27（5）：449-458.

[7] Galloukabani C，Junien C. Nutritional epigenomics of metabolic syndrome：new perspective against the epidemic [J]. Diabetes，2005，54（7）：396-404.

[8] Lillycrop KA，Burdge GC. Epigenetic mechanisms linking early nutrition to long term health [J]. Best Practice & Research Clinical Endocrinology & Metabolism，2012，26（5）：667-676.

[9] Nilsson EE，Skinner MK. Environmentally induced epigenetic transgenerational inheritance of disease susceptibility[J]. Translational Research，2015，165（1）：12-17.

[10] Li Y，Saldanha SN，Tollefsbol TO. Impact of epigenetic dietary compounds on transgenerational prevention of human diseases[J]. Aaps Journal，2014，16（1）：27-36.

[11] Fujimura KE，Slusher NA，Cabana MD，et al. Role of the gut microbiota in defining human health[J]. Expert Review of Anti-infective Therapy，2010，8（4）：435-454.

[12] Dominguez-Bello MG，De Jesus-Laboy KM，Shen N，et al. Partial restoration of the microbiota of cesarean-born infants via vaginal microbial transfer[J]. Nature Medicine，2016.

[13] Golubeva AV，Crampton S，Desbonnet L，et al. Prenatal stress-induced alterations in major physiological systems correlate with gut microbiota composition in adulthood[J]. Psychoneuroendocrinology，2015，60：58-74.

[14] Jašarević E，Howerton CL，Howard CD，et al. Alterations in the vaginal microbiome by maternal stress are associated with metabolic reprogramming of the offspring gut and brain[J]. Endocrinology，2015：en.2015-1177.

[15] Tormo-Badia N，Håkansson A，Vasudevan K，et al. Antibiotic treatment of pregnant non-obese diabetic mice leads to altered gut microbiota and intestinal immunological changes in the offspring[J]. Scandinavian Journal of Immunology，2014，80（4）：250-260.

[16] Mumbi MP，Eissa N，Noah BC，et al. Antepartum antibiotic treatment increases offspring susceptibility to experimental colitis：a role of the gut microbiota[J]. Public library of science One，2015，10（11）：e0142536.

[17] Myles IA，Fontecilla NM，Janelsins BM，et al. Parental dietary fat intake alters offspring microbiome and

immunity[J]. The Journal of Immunology，2013，191（6）：3200-3209.

[18] Ma J，Prince AL，Bader D，et al. High-fat maternal diet during pregnancy persistently alters the offspring microbiome in a primate model[J]. Nature Communications，2014，5.

[19] Gibson DL，Gill SK，Brown K，et al. Maternal exposure to fish oil primes offspring to harbor intestinal pathobionts associated with altered immune cell balance[J]. Gut Microbes，2015，6（1）.

[20] Hallam MC，Barile D，Meyrand M，et al. Maternal high-protein or high-prebiotic-fiber diets affect maternal milk composition and gut microbiota in rat dams and their offspring[J]. Obesity，2014，22（11）：2344-2351.

第五章　生命早期营养规划

20世纪80年代David Barker在观察到英国男性缺血性心脏病死亡率和其出生体重及1岁时的体重成反比关系后，提出了最早的生命早期经历影响成年期健康的著名理论。目前对该领域的研究已经远远超越了最初的胎儿编程，并扩展到了对健康和疾病发展起源DOHaD的概念，该概念囊括多个敏感发育期的暴露与后期的健康情况。生命早期营养目前已成为成年期慢性病风险可能的决定性因素，心血管和代谢疾病是当前研究最为广泛的领域。妊娠期和婴儿期良好营养的重要性已成为国内外研究热点，女性是社会和家庭的重要组成部分，承载着孕育新生命、哺育下一代的重要职责。女性身体的健康和营养状况与成功孕育新生命、获得良好妊娠结局及哺育下一代健康成长密切相关。

妊娠是个复杂的生理过程，是1 000天机遇窗口期的第一个阶段，为了妊娠成功，孕妇的生理状态及代谢发生了较大的适应性改变，以满足妊娠期母亲生殖器官的增长和胎儿的生长发育，并为产后泌乳进行营养储备。妊娠期营养状况的优劣对胎儿生长发育直至成年后的健康可产生至关重要的影响。分娩后的哺乳期妇女要分泌乳汁、哺育婴儿，还要逐步补偿妊娠、分娩时营养的消耗，恢复各器官、系统功能，对能量及营养素的需要甚至超过妊娠期。乳母营养的好坏还直接关系到母乳喂养能否成功和婴儿的生长发育。无论是孕妇还是乳母的膳食都应该是由多种食物构成的平衡膳食，只有多样化的平衡膳食才能提供足够而适量的营养。

本章将重点描述围生期的相应营养需求和膳食模式。我们对于母亲的营养状况和营养素摄入量特别关注，因为母亲是胎儿和母乳喂养的婴儿全部营养的来源。主要关注以下三个时间段：围生期、妊娠期和分娩后6个月至1年。通过了解以上三个时间段内母亲的营养状况，并了解其子代婴儿期的喂养情况和体格发育状况，为今后研究生命早期营养与成年期代谢相关疾病的关系提供一定建议。并通过备孕期、妊娠期和哺乳期营养需求及合理膳食规划提示不利于新生儿、婴儿生长发育的生命早期营养因素，为理解并预防因生命早期营养失调而导致的不良出生结局及它对成年期健康的影响提供科学依据，为生命早期营养干预和营养宣传教育提供理论依据。

第一节　妊娠期及哺乳期营养规划

一、备孕期营养需求及合理膳食规划

围孕期通常是指受孕前3个月至妊娠约12周。此时间范围是胎儿发生的关键发育阶段，涵盖受精卵着床、胎盘形成和胚胎发生。表5-1总结了根据美国国家科学院医学研究所的食品与营养委员会对育龄妇女的营养素每日摄入量建议。由于多达一半的怀孕是无计划的，故该表同时可应用于整个育龄妇女。因此对于所有可能怀孕的妇女来说，了解这些建议十分重要。目前已经有大量文献特别关注这些营养素对于健康出生结局的必要性，但很少有人研究过以上营养素的摄入对子代长期健康的影响。在本节中，我们将对目前已知的

妊娠前所需特定营养素进行讨论，并继而分析孕前营养状况（营养不足和营养过剩）对子代健康的影响，提出备孕期合理膳食规划的相关建议。

表5-1　食品与营养委员会对围孕期、妊娠期及哺乳期营养素每日摄入量建议

	围孕期	妊娠期	哺乳期
叶酸	400 μg	600 μg	500 μg
维生素 B_6	1.3 mg	1.9 mg	2 mg
维生素 B_{12}	2.4 μg	2.6 μg	2.8 μg
维生素 A	500 μg（1 665 IU）	750 μg（2 500 IU）	390（1 300 IU）
维生素 D	15 μg（600 IU）	15 μg（600 IU）	15 μg（600 IU）
维生素 E	7.5 mg（11.3 IU）	15 mg（22.5 IU）	19 mg（28.5 IU）
钙	14 ～ 18 岁 1 300 mg 19 ～ 50 岁 1 000 mg	14 ～ 18 岁 1 300 mg 19 ～ 50 岁 1 000 mg	14 ～ 18 岁 1 300 mg 19 ～ 50 岁 1 000 mg
铁	18 mg	27 mg	9 mg
锌	12 mg	15 mg	19 mg
碘	220 μg	220 μg	290 μg
氟	3 mg（AI）	3 mg（AI）	3 mg（AI）
碳水化合物	130 g	175 g	210 g
蛋白质	45 g	71 g	71 g
脂肪	ND	ND	ND
n-6 亚油酸	12 g（AI）	13 g（AI）	13 g（AI）
n-3 亚麻酸	1.1 g（AI）	1.4 g（AI）	1.3 g（AI）

AI，适宜摄入量：建议的平均每日摄入量，基于观察或实验确定的近似值或一组（或 n 组）明显健康的人认为适宜的营养素摄入量，在无法确定推荐每日摄入量时使用。IU，国际单位；ND，未确定。

（一）备孕期营养需求

1．备孕期特定营养素需求

（1）叶酸：叶酸是一种水溶性 B 族维生素，在产妇围孕期营养状况和子代长期健康方面，是研究得最彻底的营养素。干预试验和观察性研究提供了强有力的证据，表明目前每日至少 400 μg 的孕前叶酸摄入量可以预防胎儿 NTDs 及肢体、心脏和泌尿系统缺陷。然而，同样有一些人担心在整个妊娠期间补充叶酸可能会给部分人群带来风险。

（2）碘：围孕期的女性碘状态对子代认知很重要，因为碘是甲状腺激素的关键成分，对神经发育至关重要。尽管在现代的食盐加碘时期普遍存在的碘缺乏病已经有所缓解，但即使是工业化环境中的女性也可能存在碘摄入不足的风险。例如，2001—2006 年全国健康和营养检查调查（national health and nutrition examination survey，NHANES）数据显示，在盐碘强化后，美国的非孕和育龄妇女仍有碘缺乏的风险。

众所周知，妊娠期间严重的碘缺乏可能导致精神发育迟滞和克汀病，轻度至中度缺乏也可能对子代的认知产生明显影响。一项针对健康女性的小型前瞻性研究发现，孕 12 周时

血清游离甲状腺素水平低于样本第 10 百分位数（< 10.4 pmol/L，n = 22）的母亲所生产的子代在 10 个月后的精神运动发育不良。在最近对英国家长和儿童纵向研究的 1 040 对母子的研究中，Bath 等检查了妊娠大约 10 周时母亲尿碘浓度与子代 8 岁时智商之间的关系。研究发现，轻度至中度碘缺乏（碘与肌酐比< 150 μg/g）的女性较未缺乏女性，其子代随着母亲碘状态的降低，认知结果有恶化趋势。总之，这些研究结果强调了在育龄妇女中摄入足够碘的重要性，尤其是在产前诊断中碘缺乏需要提起更大的警惕。

2．备孕期营养状况对子代健康的影响

（1）营养不良：动物模型表明，妊娠期间的营养不良会影响妊娠早期孕妇内分泌和代谢过程。这些改变可以影响胎儿可用营养素的供应和利用，并可能导致子代表型的永久性变化。在人类中，尽管母亲的身高和体重状况已经被广泛用作营养状况的粗略测算物，但关于子代长期健康结果的围孕期饮食的研究仍然很少。母亲身高较低——一个早期生活状况不佳的指标，与子代童年期的死亡率，发育迟缓、消瘦和贫血的发生率息息相关。子代的身高 / 健康主要是由遗传因素决定的。在苏格兰的多家族研究中，使用了前瞻性收集的来自 1 456 对夫妇的 2 306 个子代的数据，调查人员发现，父母身高较矮的子代具有较低的高密度脂蛋白（high density lipoprotein，HDL）胆固醇水平，并且在 30 ～ 59 岁时患冠心病的风险更高。母亲身高与子代 HDC 的关联比父亲身高更强，故而以上结果支持了以宫内机制而非遗传因素作为该结果的基础。

在资源匮乏的环境中，由于食物摄入不足和（或）感染，女性在孕前和妊娠期可能会体重不足和（或）贫血。有大量证据支持低孕前 BMI 与宫内生长不良相关的不良后果之间的关系，包括宫内生长受限、早产、低出生体重等，所有这些都与晚年心血管和代谢功能不良有关。体重不足相关的问题中，贫血仍然是一个突出的公共卫生问题，虽然关于孕前贫血对子代长期结局影响的文献很少，但包含 405 名中国女性的一项研究发现，孕前贫血与胎儿生长发育差相对应。作者进一步指出，贫血是其研究样本中妊娠结局的重要预测指标，且孕前缺铁性贫血与出生体重有特别强烈的关系。

历史性大饥荒还提供了一个不同的角度来检查孕前和妊娠期急性营养不良对子代长期健康结局的影响。例如，导致荷兰 1944—1945 年“饥饿冬季”的不幸情况使研究人员能够研究不同怀孕时间点饥荒暴露对子代生命后期各种心理和生理结局的影响。尽管研究人员尚未发现妊娠期饥荒暴露对成人认知或心理健康的影响，Painter 等在报告中表示，在饥荒高峰期怀孕并饥荒于妊娠早期和妊娠中期暴露的人的子代在出生时稍微重一些，并且比未暴露的同性兄弟姐妹患有全身匀称性和中心性肥胖的可能性更大，这种现象可能由 DNA 甲基化造成。这一发现与妊娠晚期遭受饥荒的人的子代相反，他们的出生体重较轻，且后期的肥胖风险也较低。虽然这些发现揭示了受孕时和妊娠早期严重营养不良的长期后果，但结果可能不适用于相对营养良好的现代人群，且可能充满了各种无法测量的混杂和生存偏倚。大多数关于妊娠期营养缺乏的当代研究都集中在妊娠中期和（或）妊娠晚期，此时器官发生已经完成。考虑到中枢神经系统的基本结构是在孕 3 ～ 5 周之间形成的，在此期间营养失衡可能对神经认知功能产生了长期影响。围孕期饮食 / 营养状况对子代健康的长期影响是一个迫切需要研究的领域。

（2）营养过剩：产妇营养过剩（此处定义为过剩的总能量摄入量）在几乎所有环境中都是一个日益严重的问题，全球育龄妇女的超重和肥胖患病率呈上升趋势。孕产妇肥胖不仅与妊娠糖尿病、妊娠高血压，子代神经管缺陷、早产、死产和巨大儿等妊娠和分娩并发症有关，而且还直接与子代肥胖和代谢异常的风险升高有关。此外，尽管过量摄入营养素，但许多超重女性的饮食质量仍然较差，造成了微量营养素不足，因此仍需要仔细评估该人群的营养状况。

将母亲肥胖与子代体重和心脏代谢风险升高联系起来的潜在生物学机制目前仍不清楚。在动物实验中，妊娠前饮食诱导的母亲肥胖会改变子代脂肪细胞代谢，从而促进其过度增大，并通过大脑饱腹感相关中枢的改变来促进过度摄食行为。一项关于猕猴的研究发现，在备孕期和妊娠期不依赖于饮食摄入的肥胖者与消瘦者所生子代的代谢特征存在差异，这表明孕前母亲体重状态对子代代谢有特殊作用。孕前母亲营养状况对子代健康做出独立贡献的证据可以作为女性在备孕期和妊娠期健康饮食的动力。

（二）备孕期合理膳食规划

备孕是指育龄妇女有计划地怀孕并对优孕进行必要的前期准备，是优孕与优生优育的重要前提。孕妇的营养状况直接关系着孕育和哺育新生命的质量，并对妇女及其子代的健康产生长期影响。为保证成功妊娠、提高生育质量、预防不良妊娠结局，夫妻双方都应做好充分的孕前准备。健康的身体状况、合理膳食、均衡营养是孕育新生命必需的物质基础。备孕妇女应接受健康检查及膳食和生活方式指导，使健康水平与营养状况尽可能达到最佳后再怀孕。健康检查应特别关注感染性疾病（如牙周病）以及血红蛋白、血浆叶酸、尿碘等反映营养状况的指标，目的是避免相关炎症及营养素缺乏对受孕过程和妊娠结局的不良影响。备孕妇女其特别要注意调整孕前体重至适当水平，膳食指南需要在一般人群膳食指南基础上常吃含碘丰富的食物，选用碘盐，孕前 3 个月开始补充叶酸并同时禁烟戒酒，保持健康生活方式。

孕前体重高与孕期并发症、新生儿出生体重高以及婴儿死亡率高等不良妊娠结局有密切关系。肥胖或低体重的育龄妇女是发生不良妊娠结局的高危人群，备孕妇女宜通过平衡膳食和适量运动来调整体重，使 BMI 达到 18.5 ～ 23.9kg/m^2 的范围。

育龄妇女是铁缺乏病和缺铁性贫血患病率较高的人群，孕前如果缺铁，可导致子代早产 / 胎儿生长受限、新生儿低出生体重以及母亲妊娠期缺铁性贫血。因此，备孕妇女应经常摄入含铁丰富、铁利用率高的动物性食物，铁缺乏或缺铁性贫血者应纠正贫血后再怀孕。碘是合成甲状腺激素不可缺少的微量元素，为避免妊娠期碘缺乏对胎儿智力和体格发育产生的不良影响，备孕妇女除选用碘盐外，还应每周摄入富含碘的海产品。叶酸缺乏可影响胚胎细胞增殖、分化，增加神经管缺陷及流产的风险，孕妇应从备孕前 3 个月开始每天补充叶酸，并持续整个妊娠期。

良好的身体状况和营养是成功孕育新生命最重要的条件，而它要通过健康的生活方式来维持。均衡的营养、有规律的运动和锻炼、充足的睡眠、愉悦的心情等均有利于成功孕育新生命。计划怀孕的妇女如果有健康和营养问题，应积极治疗相关疾病（如牙周病），纠正可能存在的营养缺乏，保持良好的卫生习惯。此外，吸烟、饮酒会影响精子和卵子质量及受精卵着床与胚胎发育过程，在孕前 6 个月夫妻双方均应停止吸烟、饮酒，并远离吸烟环境，在以下三个方面需要特别注意。

1．调整体重到适宜水平

肥胖或低体重备孕妇女应调整体重，使 BMI 达到 18.5 ～ 23.9 kg/m^2 的范围，并维持适宜体重，以在最佳的生理状态下孕育新生命。

（1）低体重（BMI ＜ 18.5 kg/m²）的备孕妇女：可通过适当增加食物量和规律运动来增加体重，每天可有 1 ～ 2 次的加餐，如每天增加牛奶 200 ml 或粮谷 / 畜肉类 50 g 或蛋类 / 鱼类 75g。

（2）超重（24.0 kg/m² ≤ BMI ＜ 28.0 kg/m²）的备孕妇女：减少高能量食物的摄入，改善饮食结构，适当增加运动，尽量将体重控制在合理范围内。

（3）肥胖（BMI ≥ 28.0 kg/m²）的备孕妇女：应改变不良饮食习惯，减慢进食速度，避免过量进食，减少高能量、高脂肪、高糖食物的摄入，多选择低血糖生成指数（glycemic index，GI）、富含膳食纤维、高营养素密度的食物。同时，应增加运动，推荐每天 30 min 中等强度的运动。

2. 多吃含铁、碘丰富的食物

备孕期保证膳食平衡是充足营养的基础，由于铁、碘的重要性，在该阶段应给予足够的重视。

（1）铁：动物血、肝及红肉中铁含量及铁的吸收率均较高。一日三餐中应该有瘦畜肉 50 ～ 100 g，每周应食用 1 次动物血或畜禽肝肾 25 ～ 50g。在摄入富含铁的畜肉或动物血和肝时，应同时摄入含维生素 C 较多的蔬菜和水果，以提高膳食铁的吸收与利用。一日三餐含铁丰富的食物安排举例见表 5-2。

表5-2　达到铁推荐量的一日膳食举例

餐次	食品名称	主要原料及其重量
早餐	肉沫花卷	面粉 50 g、瘦猪肉 10 g
	煮鸡蛋	鸡蛋 50 g
	牛奶	鲜牛奶 200 ml
	水果	橘子 150 g
午餐	米饭	大米 150 g
	青椒炒肉丝	猪肉（瘦）50 g 柿子椒 100 g
	清炒油菜	油菜 150 g
	鸭血粉丝汤	鸭血 50 g、粉丝 10 g
晚餐	牛肉馅馄饨	面粉 50 g、牛肉 50 g、韭菜 50 g
	芹菜炒香干	芹菜 100 g、香干 15 g
	煮红薯	红薯 25 g
	水果	苹果 150 g
加餐	酸奶	酸奶 100 ml

注：依据《中国食物成分表 2018》计算，三餐膳食铁摄入量为 32.2 mg，其中动物性食物来源铁 20.4 mg，维生素 C 190 mg。

（2）碘：根据《中国居民膳食指南》每人每日应摄入食盐不超过 6 g，目前我国现行食盐强化碘量为 25 mg/kg（考虑到碘的烹调损失率 20%），则其每日摄入量大致可达到成年人推荐量。考虑到妊娠期对碘的需要增加、碘缺乏对胎儿的严重危害、妊娠早期妊娠反应影响碘摄入，以及碘盐在烹调等环节可能的碘损失，建议备孕妇女除规律食用碘盐外，每周再摄入一次富含碘的食物，如海带、紫菜、贻贝（淡菜），以增加一定量的碘储备。

3．健康生活，做好孕育新生命的准备

夫妻双方应共同为受孕进行充分的营养、身体和心理准备。

（1）怀孕前6个月夫妻双方戒烟、禁酒，并远离吸烟环境，避免烟草及酒精对胚胎的危害。

（2）夫妻双方要遵循平衡膳食原则，摄入充足的营养素和能量。纠正不良饮食习惯和可能的营养缺乏。

（3）保持良好的卫生习惯，避免感染和炎症。

（4）有条件时进行全身体检，积极治疗相关炎症性疾病（如牙周病），避免带病怀孕。

（5）保证每天至少30 min中等强度的运动。

（6）规律生活，避免熬夜，保证充足睡眠，保持愉悦心情，准备孕育新生命。

同时应注意在准备怀孕前3个月开始补充叶酸，可预防胎儿神经管缺陷。孕前适宜体重及充足的铁和碘储备有利于成功怀孕，降低不良妊娠结局风险。注意禁烟戒酒、保持健康生活方式，有利于母子双方的健康。

二、妊娠期营养需求及合理膳食规划

妊娠期是生命早期1 000天机遇窗口的起始阶段，营养作为最重要的环境因素，对母子双方的近期和远期健康都将产生至关重要的影响。妊娠各期妇女膳食应在非孕妇女的基础上，根据胎儿生长速率及母亲生理代谢的变化进行适当的调整。妊娠早期胎儿生长发育速度相对缓慢，所需营养与孕前无太大差别。妊娠中期开始，胎儿生长发育逐渐加速，母亲生殖器官的发育也相应加快，对营养的需要增大，应合理增加食物的摄入量。孕妇的膳食仍是由多样化食物组成的营养均衡的膳食。膳食除保证妊娠期的营养需要外，还潜移默化地影响较大婴儿对辅食的接受和后续多样化膳食结构的建立。孕育生命是一个奇妙的历程，要以积极的心态去适应妊娠期变化，愉快享受这一过程。母乳喂养对孩子和母亲都是最好的选择，妊娠期应了解相关的知识，为产后尽早开奶和成功母乳喂养做好各项准备。

（一）妊娠期各阶段生理特点及营养需求

1．妊娠期各时间段的生理特点

妊娠期，妇女体内物质代谢和各器官系统的功能发生了很多变化：胎儿及其附属物胎盘、羊水逐渐增长，母亲自身内分泌的变化使子宫和乳房增大，组织间隙液体增多，全身贮存了2～4 kg脂肪。在妊娠早期，由于早孕反应母亲吃得很少或不能吃东西，体重通常不会增加；早孕反应结束后，每周的体重大约增加50 g。自孕28周开始，每周增加约300 g。由于代谢旺盛，消耗能量增多。血容量明显增加，但是血红蛋白和红细胞数量增加的速度没有血浆增加得快，因此血红蛋白含量降低，出现生理性贫血。肾方面也有变化，尿中排出的葡萄糖和氨基酸有所增多。消化系统的变化表现在胃肠道蠕动降低，消化液分泌减少，经常有食欲缺乏、消化不良和便秘的现象，妊娠早期还有恶心、呕吐、进食量减少等现象。胎儿要从母亲体内吸取大量营养成分以供其本身的生长发育，如果妊娠期时不注意营养，容易造成孕妇营养不足甚至发生营养缺乏病。

（1）妊娠早期：怀孕的前3个月为妊娠早期，相当于受精后11周，尽管所有主要器官与系统均已分化形成，但此时胎儿生长较慢，每天约增加1 g。怀孕1个半月左右（停经

6 ～ 12 周内）时，常会出现一些早孕反应，如恶心、呕吐、挑食、偏食或厌食、进食量减少、头晕乏力、嗜酸厌油等现象，还可能出现一些特殊进食偏好。恶心和呕吐常常在早晨出现，因此又称为妊娠期晨吐，严重者可在任何时间出现。

（2）妊娠中期：此期为功能发育期，是胎儿迅速发育的时期，已形成的器官虽未成熟，但有的已具有一定的功能，但是还未能达到在体外独立存活的能力。孕 4 ～ 6 个月时，胎儿平均每日增加 10g，孕 4 个月是胎儿大脑神经系统发育的高峰，5 个月后骨骼的生长也加快。由于红细胞数量增加的比例低于血浆的增加，血红蛋白浓度和血细胞比容呈平行下降。在妊娠中期，血红蛋白和血细胞比容达到其最低点。此时，如果孕妇的饮食中缺铁，可能会发生缺铁性贫血。

（3）妊娠晚期：受精后 27 ～ 38 周，如此时分娩胎儿有独立存活的可能。9 个月时胎儿生长发育最快，体重剧增，是胎儿脑细胞和脂肪细胞增殖的“敏感期”。与非孕妇女相比，孕妇的血液容量增加 35% ～ 40%，主要由于血浆容量增加 45% ～ 50%，同时红细胞增加 15% ～ 20%。在妊娠的最后 3 个月，血红蛋白浓度和血细胞比容开始上升。在临近分娩时，血浆总蛋白含量由约 70 g/L 降至 60 g/L。

2．营养素需要

（1）妊娠期能量的需要：孕妇因子宫、乳房、胎儿、胎盘增大，机体储存脂肪，基础代谢增加，故需增加能量。过去认为妊娠全过程需增加 85 000 kcal 能量，妊娠中晚期应每日多摄入能量 300 kcal。但基础代谢率（basal metabolic rate，BMR）增加多少各国报告不一，依孕妇情况而定。苏宜香曾用间接测热法测定武汉市轻体力劳动妇女妊娠晚期能量消耗，由于孕妇工作量或工作时间减少，能量消耗较同工种非孕妇女平均只增高 0.57 MJ（130 kcal）/d，并无统计学差异。孕妇摄入能量较消耗量高 0.83 ～ 125 MJ（200 ～ 300 kcal），婴儿出生体重为 3.2 kg 左右，故认为孕妇后期每日多摄入 200 kcal 能量即可。1994 年，Lisetle 测定孕妇 24 h 能量消耗在妊娠中晚期较孕前分别增加 0.45 MJ 与 131 MJ，平均 0.88 MJ（210 kcal）。我国能量 DRIs 推荐孕妇在妊娠中晚期比平时多摄入 0.8 MJ（200 kcal）能量是恰当的，但应根据妊娠后期每周体重增加数来调节，凡每周增重＜ 0.4 kg 或＞ 0.55 kg 者应调整其能量摄入，使每周增重在 0.5 kg 左右。

（2）妊娠期蛋白质的需要：妊娠期需增加蛋白质摄入，以供母亲的生理调节及胎儿与胎盘的生长发育，并准备分娩时的消耗。如按妊娠期增重 12.5 kg 计算，其中 0.9 ～ 1 kg 为蛋白质。Terrence Forrester 用放射性核素 N 研究孕妇尿素排出情况，由此推算出蛋白质代谢在妊娠早期就增加，故应自妊娠早期即多加一些膳食蛋白质。孕妇蛋白质摄入不足常伴有能量不足，李奕等调查不同出生体重儿的母亲膳食情况得知，出生体重为 2.5 kg 的新生儿的母亲在孕 18 周与 24 周时摄入蛋白质及能量显著低于出生体重为 3.0 kg 的新生儿的母亲。James 曾观察 289 名贫困的多胎孕妇，在孕 18 ～ 30 周发现孕妇血维生素 A 结合蛋白含量与母亲增重呈显著正相关，并与母亲血胆固醇、叶酸、维生素 A 和维生素 E 含量、血细胞比容呈正相关，母亲血白蛋白前体也与血清胆固醇、叶酸、维生素 A、维生素 E 含量呈显著正相关，人血白蛋白与血清锌呈正相关。可见母亲蛋白质营养状况与其他多种营养素有关。孕妇的蛋白质利用率约为 70%，妊娠中晚期蛋白质需要更多，相比非孕妇女每日应增加 10 ～ 16 g 蛋白质摄入，再考虑到蛋白质生物价与个体差异，我国建议妊娠中期应比非孕时增加蛋白质摄入 15 g，妊娠晚期增加 20 g。孕妇摄入蛋白质中应有 1/3 以上为生物价值高的优质蛋白质。

（3）妊娠期脂类的需要：脂类为胎儿神经组织的必要成分。妊娠期母亲与胎儿都要储存脂肪，肠道吸收脂肪能力增强，导致脂肪积蓄，平均整个妊娠期约增加 2 ～ 4 kg 脂肪。正常妊娠时血脂增高，如血清胆固醇可增加 25% ～ 40%，三酰甘油增加 200% ～ 400%，故一般认为孕妇摄入脂肪供能比以 25% 为宜。孕妇不必过于限制胆固醇摄入量，但也要考虑血脂浓度。Glueck 等报告限制孕妇每日摄入的胆固醇＜ 30 g，可控制孕妇血胆固醇只比孕前高 21%，新生儿脐血胆固醇为 118 mg/dl，其生长、运动及智力发育正常。应每日给予孕妇必需脂肪酸，使其供热大于或等于总能量的 5%，因适量必需脂肪酸为胎儿脑细胞分裂、增殖所必需。脑神经细胞髓鞘化需要饱和脂肪酸，故孕妇也应摄入部分饱和脂肪酸，并应多摄入富含磷脂的豆类。

（4）妊娠期糖类的需要：葡萄糖为胎儿的唯一能量来源，五碳糖可用于合成核酸，也为蛋白质合成所必需，所以糖类在妊娠期十分重要。因胎儿利用母亲的葡萄糖较多，母亲摄入糖类过少会引起脂肪氧化，导致酮症，尤其妊娠期体重增加很少的孕妇对酮症更敏感，孕妇为避免饥饿、预防酮症每日至少要摄入 150g 糖类。一般孕妇膳食糖类供能比应为 62%，以淀粉类多糖为宜，不必摄入葡萄糖、蔗糖，以防血糖波动。为减少便秘，应摄入适量的膳食纤维。

（5）妊娠期无机盐与微量元素的需要

- 钙：孕妇在激素的影响下对钙代谢进行调节，胎盘产生的大量雌激素抑制骨钙重吸收，引起甲状旁腺激素的释放，提高肠道对钙的吸收作用，进而维持血钙水平。这些变化可以加强钙潴留，在胎儿骨钙化之前发生以适应胎儿骨钙化的需要。胎儿高钙血症及内分泌调节刺激骨钙化的过程。妊娠期存储 30 g 钙，25 g 在胎儿体内，其余存在母亲骨骼中以备哺乳之需，妊娠早期胎儿每日需增加 7 mg 钙，妊娠中期每日增加 110 mg，妊娠晚期每日增加 350 mg，估计妊娠期平均每日体内存留 200 mg 钙。孕妇钙缺乏时，新生儿骨密度下降。但钙摄入量少的膳食往往蛋白质与磷也少，可减少钙自尿排出，大量钙摄入可以抑制铁、锌及其他必需微量元素的吸收，也可引起高钙尿症、高钙血症及肾功能紊乱。1987 年有研究者报告摄入钙的年轻孕妇桡骨矿物质含量有所降低、摄入 1 850 mg/d 钙的青年孕妇与摄入 1 500 mg/d 钙的成年孕妇无骨钙丢失。曾有人报道印度营养不良孕妇补充 300 ～ 600 mg/d 钙以后，其子代新生儿的尺骨、桡骨、胫骨及腓骨骨密度增加，还有几个报告称补充钙可以防止妊娠高血压综合征及新生儿早产，故孕妇应适当补钙。钙剂中碳酸钙含钙量、吸收率与价格比较适宜。
- 铁：妇女体内平均有 2.2 g 铁，妊娠期中供给胎儿 30 mg、胎盘 70 mg，母亲血容量增加及形成血红蛋白需 500 mg，皮肤、头发和汗液等丢失 280 mg。孕妇闭经可节约 100 ～ 200 mg，还有 230 mg 铁在产后血容量恢复正常以后可返回铁库，故妊娠期铁的净需要量是 800 mg。但非孕妇女每日只能吸收 1.3 mg 铁，因此，铁储存不足的妇女怀孕后有铁缺乏的危险，孕妇每日需多吸收 5 mg 铁，集中在妊娠期后 6 个月中，妊娠期铁吸收的增加有利于铁的储存。有些因素可增加孕妇患缺铁性贫血的风险，如有月经过多史（每次经期出血超过 80 ml）、膳食中缺少肉类及维生素 C、每年献血 3 次以上、长期服用阿司匹林、多次妊娠、受教育时间短、年龄不足 20 岁。全世界所有孕妇中约有半数贫血，最多见原因是缺铁。妊娠早期贫血有发生早产、妊娠期出血及分娩低出生体重儿的危险。孕妇最好常规补铁，补铁的剂量大时，铁吸收较差，如摄入 30 mg 铁（即 150 mg 硫酸亚铁或 90 mg 富马酸亚铁或 250 mg 葡萄糖酸铁），可以吸收 6 mg，如果摄入 120 mg 铁则吸收的铁少于 10 mg。因此，不贫血孕妇不必补充太多铁，已贫血者铁吸收率高一些。补铁对锌吸收有不良影响，特别当铁：锌＞ 2：1 时，不良影响更明显。有研究发现孕妇每日补铁 261 mg，引起血清锌轻度下降。

- 锌：一般成年妇女体内锌含量约为 1.3 g，在妊娠期锌含量增加到 1.7 g，存在于胎体（大部分在肝内）羊水（平均浓度 0.44 μg）、胎盘及母亲体内（主要在肝中）。孕妇锌 RNI 为 20 mg。主要吃素食的孕妇可能锌不足。据陈学存教授报道，若以血浆锌＜ 10.71 μmol/L（70 μg/dl）为标准，北京孕妇的妊娠早、中、晚期锌缺乏发生率分别为 6.5%、20.20% 和 25.7%。新生儿出生体重与母亲锌摄入量和母亲血锌浓度有明显正相关。妊娠早期血浆锌浓度低者其新生儿体重低于 2 500 g 的发生率比高血锌者高 8 倍。54.9 μg/dl 为正常孕妇血清锌浓度的最低限，健康孕妇羊水锌浓度为（2.8 ± 0.8）μmol/L，其浓度与新生儿出生时的体重和身长相关，巨大儿羊水锌浓度比低体重儿明显高，故认为羊水浓度可作为预测胎儿生长状况的指标。有研究者指出，孕 3 个月时孕妇体重及妊娠中期血浆锌浓度为最好的预测新生儿出生体重的指标。目前认为，锌缺乏是宫内发育迟缓（intrauterine growth，IUGR）的重要发病原因之一，母亲白细胞锌浓度可作为 IUGR 早期预测指标之一，妊娠晚期母亲白细胞锌浓度如有下降（＜ 121 μmol/10^9 白细胞），则预示有发生 IUGR 的可能，可给予适当的锌制剂，以预防锌缺乏所致的 IUGR。吸烟孕妇体内镉的毒性作用可被少量锌补充所阻断，吸烟孕妇可通过补充锌来预防 IUGR。
- 碘：WHO 建立的评价标准（1992）中，轻度碘缺乏为尿碘排出量 50 ～ 99 μg/L，中度碘缺乏为尿碘排出量 20 ～ 49 μg/L，严重碘缺乏为尿碘排出量＜ 25 μg/L，30% 以上的母亲可能患有甲状腺肿。

  妊娠期间碘和甲状腺素代谢与碘的应用有所变化，雌激素水平高，循环中携带甲状腺素的甲状腺素结合球蛋白增加，使血中甲状腺素增加，胎盘分泌的促性腺激素也可直接刺激甲状腺分泌更多的甲状腺素。妊娠过程中肾小球滤过率增大，清除碘作用加强，结果自尿排出碘增多，母亲的碘库显著地向胎儿 - 胎盘方面转移，最后母亲甲状腺中可利用碘的数量减少，这些变化在妊娠期碘不足时可以引起碘缺乏。
- 硒：硒的摄入量因土壤含硒量不同而有差异，硒的中毒摄入量为 500 μg/d。硒可抵御游离自由基的形成，也是碘甲腺原氨酸脱碘酶的辅助因子，可以加速甲状腺素向三碘甲腺原氨酸的转变，故缺碘患者补硒必须在补碘之后进行。我国一般成人每日摄入 19 μg 硒，而在克山病地区仅有 8 μg。评价硒营养状况的指标是全血硒或红细胞硒水平及谷胱甘肽过氧化物酶活性。姜会敏等测定山东 50 例健康非孕妇女血清硒为 66.80 ± 11.00 μg/L，50 例正常孕妇血清硒为 49.97 ± 9.78 μg/L，显著低于前者，故提出孕妇应增加硒摄入。因孕妇增加的非脂肪组织中含硒，妊娠期硒需要量增多，假如有 5 kg 非脂肪组织，每千克含 0.25 mg 硒，则共计 1.25 mg。妊娠晚期平均每日需存储 6.5 μg 硒。若膳食硒吸收率为 80%，每日增加摄入 10 μg 硒。我国妊娠期与非孕妇女的硒 RNI 皆 50 μg/d。一般认为妊娠期不必补硒，可适量摄取含硒多的食物，如海产品、肾、肝、肉等。粮食及其他种类食物中，硒含量差别很大，与其产地土壤中含硒量有关。

- 钠：妊娠期体内钠约增加 25 g，所增加的钠多在胎儿（290 nmol）与细胞外液中（妊娠期水肿液 240 nmol、血浆 140 nmol、羊水 100 nmol），孕 3 个月末孕妇血清中钠浓度从妊娠早期的 140 nmol/L 减至 137 nmol/L，孕妇排钠量不变，在血浆容积扩大后由生理及激素调节可维持钠平衡。

　　过去多认为妊娠妇女应限钠以减少高血压，近年有人提出限钠可影响肾钠减少，而刺激肾素血管紧张素系统，加重高血压。因限钠可加强此改变，则对正常孕妇不利，故不必限钠，但也不必补钠，因正常膳食可给予足够的钠，扩大血浆容积。由于利尿药可消耗钠，孕妇不宜应用。妊娠晚期钠 DRI 为 2 200 mg，相当于 5 ～ 6 g NaCl。

（6）妊娠期维生素的需要

- 维生素 A：维生素 A 与胎儿生长、骨骼发育与胎盘生长、免疫系统形成及母婴的视力都有密切关系。孕妇为了供给胎儿，自肝中释放维生素 A，使血中的维生素 A 含量增多，孕激素可影响维生素 A 在体内的重新分布和肝中维生素 A 的释放，孕妇血中的维生素 A 含量亦随之进行性上升。维生素 A 不足者，则不上升或中期微升，后期呈下降或持平状态。我国大量孕妇膳食调查表明，维生素 A 当量摄入量在 500.9 ～ 966 μgRE 之间，平均 663.2 μgRE，我国修订的孕妇维生素 A 当量 DRIs 为 900 μgRE。我国各地测得的妊娠晚期血清维生素 A 均值为 1.74（武汉）～ 2.77 μmol/L（上海）。英、美孕妇妊娠晚期血中维生素 A 分别为 2.22 μmol/L 与 2.02 mol/L。母亲血中的维生素 A 可以视黄醇结合蛋白（retinol-binding protein，RBP）形式通过胎盘转运给胎儿，但胡萝卜素不能经胎盘转运给胎儿，故孕妇应以动物性食品作为维生素 A 主要来源，它至少占维生素 A 供给量的 1/2。动物实验证明，妊娠早期维生素 A 缺乏可导致流产及胎儿畸形。天津曾有维生素 A 缺乏孕妇暗适应能力降低的报道，并测得孕妇血清维生素 A 浓度与锌呈正相关趋势。欲维持维生素 A 营养状况良好，锌摄入也应充足。FAO/WHO 认为，孕妇维生素 A 摄入总量应限于 300gRE/d 以下，美国国家科学院建议，如无维生素 A 缺乏，妊娠早期不必给予维生素 A 制剂，给予也不可超过 150μgRE。
- 维生素 D：维生素 D 促进钙吸收，为维持孕妇钙平衡所必需，可以经胎盘入胎儿血，使其与母亲血中维生素 D 浓度相同。孕妇缺乏维生素 D 时，胎儿血中维生素 D 不足，新生儿可有低钙血症或牙釉质发育不全。维生素 D 过多时有潜在毒性，孕妇可有高钙血症及高钙尿、软组织中钙沉积，以及不可逆的肾与心血管损伤。摄入维生素 D 45 μg/d 可以出现中毒。孕妇摄入过量的维生素 D，婴儿可出现动脉硬化。我国孕妇维生素 D 的 RNI 为 10 μg，孕妇如饮用了维生素 D 强化奶（400 IU/L，即 10 μg/L），就不必再吃其他强化维生素 D 食品。
- 维生素 E：α 生育酚的主要作用是抗氧化、防止细胞膜损坏，此种细胞水平的防御系统的作用由硒及维生素 C 辅助。维生素 E 的来源有植物油、麦胚、核桃及深绿色蔬菜。一般成人使用高剂量维生素 E 可导致高血压。动物研究发现大量的维生素 E 可致怀孕动物子代先天畸形，但未见人体试验报告。我国建议非孕及怀孕妇女维生素 E 的适宜摄入量（adequate intake，AI）为 14 mg。

- 维生素 B_1：有人认为，孕妇有时出现的疲乏、肌肉痉挛和神经炎与维生素 B_1 不足有关。孕妇摄入维生素 B_1 应多于非孕妇女，如缺乏维生素 B_1，母亲可能症状不明显，而新生儿可能有先天性维生素 B_1 缺乏。苏宜香用负荷尿饱和试验法测定 43 名妊娠晚期纺织女工维生素 B_1 需要量，得知维生素 B_1 最低需要量为 1.65 mg/d，适宜需要量为 1.90 mg/d；若按能量计算，每摄入 1 000 kcal 能量，维生素 B_1 最低需要量为 0.65 mg，适宜需要量为 0.75 mg。近年孕妇膳食调查发现，实际的维生素 B_1 摄入量为 RNI 的 68.8%，我国制定的孕妇维生素 B_1 的 RNI 为 1.5 mg。应号召孕妇食用粗粮、杂粮。有研究者报告超量的维生素 B_1 可引起胎儿心动过速及心律不齐，但无致畸报告。
- 维生素 B_2：维生素 B_2 参加生物氧化，对维持正常物质代谢有重要作用。孕妇代谢旺盛，维生素的需要量增加，且脐血中维生素 B_2 浓度高于母血，说明胎盘能主动转运维生素 B_2 以优先保证胎儿对维生素的需要。在母亲维生素 B_2 轻度缺乏的情况下，胎儿体内维生素 B_2 仍可维持在正常水平。妊娠中期和妊娠后期母亲膳食中维生素 B_2 摄入量均与新生儿出生体重呈显著正相关，可知维生素 B_2 对胎儿的生长发育非常重要。但我国人民一般膳食中维生素 B_2 多不足，综合全国多次孕妇膳食调查，20 世纪 80 年代，妊娠中晚期妇女的维生素 B_2 摄入在 1.05 mg 左右，90 年代在 1.33 mg 左右，后者为我国孕妇维生素 B_2 的 RNI 的 73.8%。80 年代在天津用全血谷胱甘肽还原酶活性系数法测得，在非孕妇女 30 人中，维生素 B_2 富余者为 10%，充足者为 90%；而妊娠中期孕妇 75 人中，维生素 B_2 充足者为 73%，不足者为 22%，缺乏者为 5%；妊娠晚期维生素 B_2 不足者为 46%。因维生素 B_2 为水溶性，近期膳食维生素摄入量可直接影响母亲维生素 B_2 的状况，故应增加孕妇每日膳食中维生素 B_2 含量。我国制定的孕妇维生素 B_2 的 RNI 为 1.7 mg/d。妊娠时母亲体内的铁经胎盘转运入胎儿组织（即母亲 - 胎儿铁转运），在母亲缺铁时该转运也不受影响，但动物实验发现维生素 B_2 缺乏会降低这种铁转运的作用。这可能是因为维生素缺乏时胎盘线粒体中铁蛋白的动员减少，从而使进入胎儿组织中的铁绝对量减少。我国维生素 B_2 缺乏与缺铁性贫血的发生率均较高，更应注意孕妇维生素 B_2 的补充。
- 烟酸：妊娠期膳食中色氨酸转变为烟酸的效率增加。正常人每摄入 70 mg 色氨酸，尿中可排出 1 mg 烟酸代谢产物；孕妇每摄入 18 mg 色氨酸，尿中可排出 1 mg 烟酸代谢产物。脐血中烟酰胺的含量比母血高 20%。我国孕妇膳食中一般不会出现烟酸缺乏，我国制定的孕妇的烟酸 RNI 为 15 mg。
- 维生素 B_6：孕妇往往有色氨酸代谢不完全，中止于黄尿酸阶段的情况。黄尿酸可与胰岛素相结合，使胰岛素活力降低，在补给维生素 B_6 后，胰岛素活力可恢复。给予妊娠糖尿病患者维生素 B_6，可改善其葡萄糖耐量。维生素 B_6 又可促进谷氨酸脱羧变成 γ 氨基丁酸（gamma-amino butyric acid，GABA），对中枢神经系统有抑制作用，如果维生素 B_6 不足，GABA 合成减少，可引起中枢神经过度兴奋。孕吐患者可给予维生素 B_6 治疗，其可使 GABA 增多。口服雌激素避孕药者，由于雌激素可增加肝中促进色氨酸转变为烟酸的酶的活力，导致维生素 B_6 消耗增加，易使人感到抑郁，停服避孕药后很快即怀孕的妇女应该多给予维生素 B_6。有研究者提出血清维生素 B_6 浓度与妊娠抑郁症发生率呈负相关，且缺乏维生素 B_6 可引起小细胞低色素性贫血、脂肪肝、脂溢性皮炎等。我国规定妊娠晚期膳食维生素 B_6 的 AI 为 1.9 mg/d，美国提出孕妇维生素 B_6 的 RNI 为 2.6 mg/d。母血及脐血血清维生素 B_6 不足的新生儿，Apgar 评分低，服用维生素 B_6 制剂可纠正维生素 B_6 缺乏，补充量为 10 mg/d 被认为是适宜的，而摄入量 7 ～ 10 倍于 AI 时可致中毒。

- 维生素 B_{12}：维生素 B_{12} 可帮助叶酸辅酶发挥作用，促进核酸、蛋氨酸，谷氨酸等的合成。孕妇对维生素 B_{12} 的吸收增加，大部分转运给胎儿，妊娠后期胎儿每日约从母亲体内取用 0.2 μg 维生素 B_{12}，即使母亲的维生素 B_{12} 已耗尽，胎血维生素 B_{12} 水平仍高于母血。孕妇维生素 B_{12} 不足可引起早产。唐仪用放射免疫法测定 259 名妊娠早期的健康孕妇血清维生素 B_{12}，平均为 304.9 ng/L，此后随妊娠期增长而下降，至妊娠后期血清维生素 B_{12} < 150 ng/L 者占 25.6%。少数叶酸缺乏性贫血也可伴有维生素 B_{12} 缺乏。我国制定妊娠晚期孕妇维生素 B_{12} 的 AI 为 2.6 μg/d，WHO 建议孕妇维生素 B_{12} 的 AI 为 3.0 μg/d。孕妇必须摄入适量动物性食品，以保证维生素 B_{12} 的摄入量。
- 叶酸：叶酸对细胞分化及蛋白质合成非常重要，由于妊娠期母亲红细胞生成及胎儿、胎盘生长的需要，故妊娠期叶酸需要量增多。叶酸缺乏时，血清叶酸< 3 μg/ml，DNA 合成与细胞的有丝分裂活性减低。缺乏叶酸时，形态学与生物化学改变可先发生，20 周后，即会发生巨幼细胞贫血，多见于妊娠后期。使用抗叶酸药物可致胎儿畸形（如甲氨蝶呤）。有研究者报告，服用大量叶酸可引起人体肾损伤，但未见服用大量叶酸对孕妇有不利影响的报道。为预防神经管缺陷（NTD），常于孕 6 周内服用叶酸，6 周后仍间断服用。吸烟、酗酒、双胎或摄入叶酸过少的孕妇，应补充叶酸 30 μg/d。叶酸可以明确地减少 NTD 的发生与复发，机制还不明确，剂量使用问题也需要继续研究。美国国家医学院推荐，有分娩 NTD 胎儿史的孕妇至少自计划怀孕前 1 个月开始应补充叶酸，持续到孕 3 个月，按 1 mg、每日 4 次服用，不要与其他维生素同服。也曾推荐可能妊娠的妇女都服用叶酸 0.4 mg/d，以防止 NTD 发生，可自饮食摄入或使用制剂，同时增加维生素 B_{12}。我国制定的妊娠晚期叶酸的 RNI 为 600 μg/d；FAO/WHO 提出非孕妇女叶酸的 RNI 为 200 μg/d，孕妇叶酸 RNI 为 400 μg/d。
- 维生素 C：维生素 C 可自由通过胎盘，胎儿血清维生素 C 水平高于母亲血清。有些研究证实胎盘可合成维生素 C，如在胎膜早破患者中可见血浆维生素 C 减低。我国建议妊娠中晚期孕妇维生素 C 的 RNI 为 130 mg/d。

（二）妊娠期合理膳食规划

1．妊娠早期

妊娠期的前三个月（妊娠早期），胎儿生长较慢，孕妇的进食量与怀孕前基本相似。妊娠早期应注意吃些容易消化、清淡少油和符合孕妇口味的食物，坚持少食多餐的原则。因为多数孕妇有早孕反应，恶心、呕吐及食欲缺乏是常见的现象，应注意休息，适当调节饮食，多吃一些较清淡和富有营养的食品，多吃新鲜蔬菜和水果、豆类及其制品和动物肝等（如瘦肉、牛奶、鸡蛋、鱼类等），多喝水。呕吐剧烈者，应及时到医院就诊。

妇女在妊娠早期基础代谢与正常人没有显著区别，所以推荐每日膳食营养素摄入量与非孕时相同，见表 5-3。

表5-3 妊娠早期妇女的推荐每日膳食营养素摄入量

劳动强度	能量（kcal）	蛋白质（g）	脂类供能（%）	钙（mg）	铁（mg）	锌（mg）	VA 当量（μg）	VB_1（mg）	VB_2（mg）	VC（mg）	VD（μg）
轻体力劳动	2 300	70	20 ~ 30	800	15	11.5	800	1.5	1.7	100	5
中等劳动	2 500	75	20 ~ 30	800	15	11.5	800	1.5	1.7	100	5
重度劳动	2 900	85	20 ~ 30	800	15	11.5	800	1.5	1.7	100	5

（1）孕吐期间的膳食安排：半数以上的孕妇，自孕 5 ~ 6 周（一般在停经 40 天后）开始有恶心、呕吐、厌食、偏食等症状。轻度的孕吐症状被认为是正常的生理现象，这段时间孕妇往往不思饮食，又因为害怕呕吐而不敢进食，食欲日渐减退，还常常伴有胸肋漾满、唇红、口干和舌燥的感觉。

这个时期的膳食原则应该是摄入清淡、少油腻、易消化的食品，如烤面包、烤馒头干等。孕妇此期间每日可少量多餐，即每餐进食量不要多，以清淡饮食为主，避免过油腻的食品。为适应孕妇的口味增强食欲，烹调时可用少量酸、辣、甜味食品来提高食物的色、香、味，做到多品种、多花样，少用油和刺激性强的调味料。对于呕吐严重、有脱水症状的孕妇，要供给含水分多的食品，冷食品也是有早孕反应的妇女的理想食品。

如果孕妇从妊娠反应一开始呕吐就比较严重，以致无法进食时就要到医院诊治。

（2）妊娠早期每日食物构成推荐品种及数量

- 粮食：大米、面粉、小米、玉米面、杂粮等 300 g，例如小麦粉做的咸面包、咸饼干或烤馒头干，在早晨起床之前食用，更适合于早晨起床后恶心症状较明显的孕妇；也可用大米、小米、大米和小米或大米和小米加适量绿豆煮粥。
- 蔬菜和水果：500 ~ 600 g。例如，洗净的西红柿和黄瓜可生食或煮熟食用，特别适合食欲较差者；新鲜蔬菜汁经加热后，可加适量白糖冲服；用生姜擦舌涂唇，有助于减少恶心；新鲜水果，如可直接生食橘子、苹果、香蕉等或饮用新鲜水果现榨的果汁，不提倡大量长期饮用市售商品果汁。
- 动物类食品：50 ~ 100 g。禽类（鸡、鸭肉等）、畜肉、鱼虾、蛋等。动物性食品的进食量以不使孕妇有油腻感为原则。
- 大豆及其制品：50 ~ 100 g。
- 牛奶：鲜奶 250g，如无条件也可食用全脂淡奶粉、豆浆粉或豆制品 50 g。
- 烹调用油：豆油、花生油、香油等 20 g。

对大多数轻度孕吐者，大约在孕 12 周后症状即可消除。在孕吐时期，食物的供给应以对症、适应为主，不能片面追求营养价值。等到症状消失后，再根据合理膳食的原则安排膳食。

2．妊娠中期

（1）营养调节：妊娠期 13 ~ 28 周、4 ~ 6 个月（妊娠中期）时早孕反应已消失，孕妇食欲较好，胎儿的生长速度加快，对各种营养素的需要量显著增加。此期可根据个人的经济条件、各地区物质供应状况选择饮食。在主食方面不要单调，应以米面和杂粮搭配食用；副食要做到全面多样、荤素搭配，要多吃些富含多种营养素的食物，如猪肝、瘦肉、蛋类、海产品、鱼虾、乳制品、豆制品等，并要多吃些新鲜黄绿色叶菜类蔬菜和水果，以保证胎儿的正常生长发育。此期孕妇易出现便秘和胃灼热，还要多吃些富含纤维的食品，如芹菜、白菜、粗粮等。

（2）膳食方案：妊娠中期是胎儿迅速发育时期，妊娠反应减轻，食欲恢复，进食量增加，故应增加营养素的摄入量以满足胎儿与母亲的需要，推荐每日膳食营养素摄入量见表 5-4。

表5-4　妊娠中期妇女的推荐每日膳食营养素摄入量

劳动强度	能量（kcal）	蛋白质（g）	脂类供能比（%）	钙（mg）	铁（mg）	锌（mg）	VA 当量（μg）	VB_1（mg）	VB_2（mg）	VC（mg）	VD（μg）
轻体力劳动	2 300	80	20 ～ 30	1 000	25	16.5	900	1.5	1.7	130	10
中等劳动	2 500	85	20 ～ 30	1 000	25	16.5	900	1.5	1.7	130	10
重度劳动	2 900	95	20 ～ 30	1 000	25	16.5	900	1.5	1.7	130	10

a．食物选择

- 注意蛋白质的质与量：妊娠中期是母亲和胎儿组织增长的快速时期，是胎儿脑组织细胞分化发育的第一个高峰，为此中国营养学会建议妊娠中期每日膳食应增加蛋白质摄入量 15 g，故妊娠中期极轻体力劳动的孕妇每日摄入蛋白质总量应为 80g，其中动物类和豆类食品等优质蛋白质应占 1/3 以上。
- 保证维生素的供给：妊娠中期由于物质代谢增强、产生能量消耗增加，为了防止母婴发生巨幼细胞贫血和胎儿发生神经管缺陷，膳食中应增加富含血红素铁的食物，如瘦肉、肝、肾及血制品等食物；同时应相应增加维生素 C、维生素 B_1、维生素 B_2、维生素 B_{12} 和叶酸的摄入量。
- 供给适宜量的矿物质：供给适宜量的矿物质对孕妇的健康和胎儿的发育非常重要。妊娠中期的妇女常出现小腿抽筋等症状，这通常与她们膳食中缺钙有关。钙、磷始终是胎儿的骨骼生长发育必不可少的元素，为此妊娠中期应选择含钙高的食物，如小白虾、酥鱼、虾皮、奶及奶制品等。维生素 D 可以促进钙的吸收利用，在选择含钙食物时应注意维生素 D 的补充，户外晒太阳是最有效的补充维生素 D 的方法。锌对妊娠早期胎儿器官形成极为重要，孕妇由妊娠中期开始应增加锌的摄入量。中国营养学会建议每日锌的摄入量由非孕妇女的 11.5 mg 增至妊娠中期的 16.5 mg。每周吃一次发菜、紫菜、海带等海产品可以补碘。
- 相应增加热能：妊娠中期孕妇基础代谢加强，能量的摄入与消耗以保持平衡为宜，过多摄入能量并无益处，一般可根据定期测量体重的增长正常与否来判断能量是否过多。孕妇每周增加体重少于 0.4 kg 者可增加能量摄入，超过 0.55 kg 者要减少。中国营养学会 2000 年修订的推荐每日膳食营养素摄入量建议孕妇在非孕妇女的基础上增加能量摄入 200 kcal，每日主食摄入量应达 400 g，并注意粗细粮与杂粮的搭配。

b．妊娠中期每日食物构成推荐品种及数量

- 粮食：大米、面粉、小米、玉米面、杂粮等不少于 400 g。
- 动物类食品：禽肉（鸡、鸭、鹅等）、畜肉、鱼虾等 150 ～ 200 g。
- 蛋类：鸡蛋、鸭蛋、松花蛋、鹌鹑蛋、鹅蛋等 50 ～ 100 g。
- 烹调用油：豆油、花生油、香油等 20 ～ 30 g。

- 牛奶或豆浆：250 g。
- 鲜豆或豆制品：50 g。
- 蔬菜：500 g。
- 水果：200 g（以时令新鲜水果为宜）。

3．妊娠晚期

（1）营养调节：孕 29 ~ 40 周、4 ~ 6 个月（妊娠晚期）是胎儿生长最快的阶段。这时，除满足胎儿生长发育所需要的营养素外，孕妇和胎儿的体内还要储存一些营养素，因此对营养素的需求量增加。为了保证胎儿生长发育需要，要增加每日进餐的次数和进食量，以使膳食中各种营养素和能量满足孕妇和胎儿的营养需要。膳食组成应多样化，食物感官性状良好，色、香、味俱全。食品的选择应根据孕妇营养需要选择，并照顾其饮食习惯，且易于消化吸收。孕妇要养成合理的膳食习惯，一般说来，只要孕妇不偏食、食物的选配得当，只需要适当增加一些副食的种类和数量，基本上可以满足营养需要。这时供给充足的蛋白质、磷脂和维生素可使脑细胞的数目增多，有利于胎儿智力发育。此时期体重的增长约为新生儿出生时的 70%。孕妇食量明显增加，应多吃些蛋白质、矿物质和维生素含量丰富的食物，如牛奶、鸡蛋、动物肝、鱼类、豆制品、新鲜蔬菜和水果。此外，还要多吃些富含铁、维生素 B_{12} 和叶酸的食物，如动物血、动物肝、木耳、青菜等，既可防治孕妇本身的贫血，又可预防新生儿出生后缺铁性贫血的发生。注意少吃含能量高的食物，避免孕妇过于肥胖、胎儿过大。

（2）膳食方案：妊娠晚期胎儿发育极快，体积速增，大脑增殖到达高峰。此时母亲的营养至关重要，推荐每日膳食营养素摄入量见表 5-5。

表5-5　妊娠晚期妇女的推荐每日膳食营养素摄入量

劳动强度	能量（kcal）	蛋白质（g）	脂类供能（%）	钙（mg）	铁（mg）	锌（mg）	VA 当量（μg）	VB_1（mg）	VB_2（mg）	VC（mg）	VD（μg）
轻体力劳动	2 300	85	20 ~ 30	1 200	35	16.5	900	1.5	1.7	130	10
中等劳动	2 500	90	20 ~ 30	1 200	35	16.5	900	1.5	1.7	130	10
重度劳动	2 900	110	20 ~ 30	1 200	35	16.5	900	1.5	1.7	130	10

a．食物选择

- 相应增加蛋白质的供给：妊娠期对蛋白质的需要量增加，以满足母亲、胎盘和胎儿的生长需要，特别是最后 10 周，胎儿需要更多的蛋白质以满足组织合成和快速生长的需要。同时分娩过程中所带给身体的损伤及产后流血等，均需要蛋白质补充。妊娠期膳食中蛋白质丰富，能使产后泌乳旺盛，乳汁质量好。为此我国营养学会建议妊娠晚期每日膳食蛋白质摄入量应增加 20 g，应多食用动物性食物和大豆类食物。
- 补充适宜量的必需脂类：妊娠期母亲需要供给胎儿脂肪作为储备，脂类是胎儿脑和神经系统的重要组成成分。妊娠晚期是胎儿大脑细胞增殖高峰，神经髓鞘化迅速，需要充足的亚油酸转化为花生四烯酸，满足大脑发育。另外二十二碳六烯酸（DHA）为神经突触发育所必需，多吃海鱼可以提供较多的 DHA。
- 供给充足的钙和铁：胎儿 20 颗乳牙和第一颗恒牙均在孕 8 个月时钙化，并且胎儿体内的钙一半以上是在妊娠期的最后两个月储存。因此，钙的摄入对胎儿的骨骼和牙齿发育十分重要，我国营养学会建议妊娠晚期的每日钙摄入为 1 200 mg。此期间孕妇膳食应多选用含钙的食物，如奶或奶制品；在烹调鱼时应加些醋，使鱼骨变酥软，可连骨一起食用；虾皮含钙也是很高的，经常食用有利健康；豆制品和芝麻酱也是必不可少的补钙食品。补钙的同时要摄入适量的维生素 D。

妊娠期需要增加铁摄入量的重要性不亚于钙。足月胎儿肝内储存的铁，可供出生后 6 个月内用，其中大部分是在妊娠期的最后两个月内储存。在这两个月内，胎儿肝以每日 5 mg 的速度储存铁。孕妇自己也需要储存一些铁，为补充分娩失血所需。中国营养学会建议孕妇铁的适宜摄入量为 28 mg。动物肝和血液含铁量很高，且是血红素铁，利用率高，可经常食用，如与含维生素 C 多的食物同食更好。

- 防止维生素缺乏：妊娠晚期需要充足的水溶性维生素，尤其是硫胺素（维生素 B_1）。这是因为孕妇需要维持良好的食欲与正常的肠道蠕动，妊娠晚期如硫胺素摄入不足，易引起便秘、呕吐、气喘与多神经炎，还会使肌肉衰弱无力，以至分娩时子宫收缩缓慢，使产程时间延长，增加生产的困难。
- 能量的供给适量：妊娠晚期能量的摄入量同妊娠中期。特别是在妊娠的最后两个月，孕妇的体力活动有所减轻，要适当限制脂肪和碳水化合物的摄入量，以免胎儿长得过大，增加难产的可能性。

b．妊娠晚期每日食物构成推荐品种及数量

- 粮食：大米、面粉、小米、玉米面、杂粮等 370 ~ 420 g。
- 动物类食品：禽类（鸡、鸭等）、肉、鱼虾等 150 g。
- 蛋类：鸡蛋、鸭蛋、松花蛋、鹌鹑蛋、鹅蛋等 50 g。
- 烹调用油：豆油、花生油、香油等 20 g。
- 牛奶：500 g。
- 豆制品：60 g。
- 蔬菜：500 g。
- 水果：100 g。

三、哺乳期营养需求及合理膳食规划

（一）哺乳期营养需求

1．哺乳期生理及营养需要

（1）乳母恢复的营养需要：产后乳母的康复需 6 ~ 8 周。首先是子宫内的新生，宫腔内壁、内膜均要新生，尤其是胎盘附着面，修复过程包括表面组织坏死、机化、血栓脱落，创面由基底层开始逐层修复，到产后 6 ~ 8 周方完全愈合。产后半个月至 1 个月由阴道排出血液及坏死蜕膜组织黏液等恶露，如有子宫复旧不佳，胎盘、胎膜残留、感染时，恶露量更多。正常分娩者失血 150 ml，有病理情况可失血达 400 ml 或以上。妊娠期的生理性贫血也要在产后 2 ~ 6 周内恢复，故需各种营养素较多。

（2）保证泌乳的营养需要：妊娠、哺乳期乳房显著增大、脂肪增多，需消耗蛋白质与脂肪。母亲能量转变为乳汁能量，转化效率约为 80%。100 ml 乳汁含能量约 272 kJ（65 kcal），如每日分泌 850 ml，需消耗母亲能量 2 890 kJ（690 kcal）。

乳汁的成分由血液输送的营养素前体在乳房的腺体组织中合成，或由血液中的营养物质通过细胞膜直接从血液进入乳汁，因此，影响母亲血液成分的各种因素可影响乳汁成分，能影响乳腺营养素生物合成的激素也会改变乳汁成分，如大部分乳汁蛋白质在乳腺的分泌细胞中合成，小部分在腺泡合成。乳糖由葡萄糖和半乳糖合成，泌乳时乳腺能利用葡萄糖合成乳糖，主要是葡萄糖形成尿苷二磷酸葡萄糖，由差向异构酶作用形成尿苷二磷酸半乳糖，再经乳糖合成酶作用与葡萄糖缩合形成乳糖和尿苷二磷酸。钠、钾、氯、镁、钙、磷等离子和水分可以透过乳腺腺泡细胞，且人乳中单价离子浓度低，铁含量较低而乳糖浓度高。除维生素 K 外，母乳中含所有类型的维生素，当母亲摄入维生素多时，乳汁中的维生素也增多。唯有维生素 K 需补给新生儿，以防止出血性疾病发生，预防方法是新生儿出生时肌内注射维生素 K 0.5 ～ 1 mg，或孕妇在产前每日口服维生素 K 2 ～ 4 mg，连服一周，或分娩前注射维生素水溶剂。一般母乳中维生素 K 含量常小于 0.75 μg/100g，食物中含维生素 K 较多者如蔬菜（萝卜缨、生菜、圆白菜中维生素 K 含量分别为 650、129、125 μg/100g），妊娠期应多食用。

（3）泌乳排乳的营养需要：产后大量分泌的缩宫素可促进泌乳；婴儿吸吮乳头时，可作用于乳腺管肌上皮细胞引起其收缩排乳；吸吮又可引起垂体分泌催乳素，促进乳汁生成和分泌。排乳反应可形成条件反射，母亲看到婴儿即可引起乳汁流出，但久不吸吮，乳汁分泌受抑制，乳腺渐退化，故定时地、有力地吸吮是维持哺乳必要条件。缩宫素的释放反射易受心理性应激所抑制，松弛的环境、适量的营养、愉快的心情对维持泌乳很重要，焦虑不安、烦躁抑制则缩宫素释放受抑制，并会因交感神经系统活动、肾上腺髓质分泌引起乳腺血管收缩而影响排乳。

2．哺乳期营养素需求

乳母需要恢复妊娠期及分娩时的消耗，又要分泌乳汁进行哺乳，再加上家务活动及产假后恢复工作，所需能量及营养素量高于非孕妇女。如按每日泌乳 850 ml 计算，则一日的母乳中约含有蛋白质 11 g、脂肪 29 g、乳糖 63 g、钙 255 mg、铁 0.85mg、锌 2.38 mg、维生素 A 94 μgRE、维生素 B_1 0.09 mg、维生素 B_2 0.43 mg、烟酸 1.7 mg、维生素 C 43 mg，故乳母各种营养素的 DRI 皆高于非孕妇女。

（1）能量：如上所述，100 ml 乳汁约含能量 272 kJ（65 kcal），按每日分泌 850 ml 乳汁计算，共含能量 2 312 kJ。乳母基础代谢与各种动作能量消耗比常人大，母亲需使用 2 890 kJ（690 kcal）能量；故我国乳母 RNI 比同等劳动非孕妇女增加 500 kcal（非孕妇中为 2 100 kcal）。但我国各地乳母营养调查表明，乳母摄入能量在 2 900 ～ 3 000 kcal 之间，如按乳母已恢复轻体力劳动计算，则应供给 2 600（2100+500）kcal。据中山医科大学测定广东乳母每日消耗能量得知，产后 0 ～ 4 个月妇女比同等劳动妇女的能量 RNI 增加 450 kcal，产后 4 ～ 6 个月增加 650 kcal，故建议乳母较非孕时能量增加 500 ～ 600 kcal 即可，与膳食调查结果相近。现在我国乳母能量 RNI 比非孕时多加 500 kcal。

（2）蛋白质：成熟乳含蛋白质 1.1 ～ 1.3 g/100 ml，如按每日泌乳量 850 ml 计算，则含有蛋白质 9.4 ～ 11 g，体内合成乳汁蛋白质的有效率为 80%，则需吸收蛋白质 12 ～ 14 g。一般乳母摄入蛋白质轻度不足，不致影响乳汁蛋白质含量，摄入蛋白质严重不足时，则乳汁中蛋白质含量减少。我国乳母蛋白质 RNI 应在非孕的基础上增加 20 g。

（3）脂肪：乳母膳食脂肪与乳汁中脂肪含量有关，乳母脂肪摄入少的地区，乳汁中脂肪含量亦少；乳汁中脂肪酸组成也与膳食有关。如在我国几处测定的乳汁中脂肪酸和亚油酸百分含量均高于欧美乳母乳汁中的含量，这与我国人民膳食使用植物油较多有关。渔民食用海鱼多，乳母乳汁中 EPA 及 DHA 百分含量显著高于城市及牧民乳母乳汁。我国推荐乳母脂肪摄入量按脂肪供能比占总能量的 25% ～ 27% 计算，如乳母每日摄入 2 900 kcal 能量，则应摄入 81 ～ 87 g 脂肪，最好有植物脂肪及鱼体脂肪。婴儿每日约消耗 100 mg 胆固醇，奶中含胆固醇约 10 ～ 20 mg/100 ml，此量不受乳母膳食影响，为保证乳母血脂正常，仍以每日胆固醇摄入量不多于 300 mg 为宜。

（4）糖类：乳母营养状况不同时，母乳乳糖含量一般无显著差别，但天津市、北京市的调查发现，农村组乳母摄入能量中脂肪较城市组稍少，其乳汁中脂肪含量亦稍少，但乳糖有增高趋势。曾有人报告，非洲雨季时营养差的乳母乳汁乳糖含量较旱季时乳母乳汁乳糖含量高，表明可能乳糖是从母亲储备中动员出来的。当给予这些营养差的乳母膳食补充后，母乳中乳糖含量会降低。乳母的糖类摄入量一般以其供能比占总能量的 58% ～ 60% 为宜，如以极轻体力劳动乳母每日摄入能量 11.3MJ（2 700kcal）计算，需糖类 392 ～ 405g。

（5）无机盐

a．钙：每日母乳含钙约 255 mg，由于我国人民膳食中钙多为植物性食物，吸收率低，母亲钙的转化率可按母亲摄入量的 50% 计算，则为形成乳钙，乳母应多摄入 510 ～ 600 mg 钙。我国乳母钙的 AI 为 1 200 mg/d，但全国乳母膳食调查发现，她们摄入钙多在 600 mg/d 左右，如宁夏回族自治区的部分乳母只摄入 400 mg/d 钙，乳钙平均只有 25 mg/100 ml（我国母乳钙一般为 30 mg/100 ml）。但单纯补钙效果不明显，如有能量不足，最好同时补给能量，这对增加乳钙有效，也有人建议同时补给优质蛋白质。

b．铁：母乳含铁约 0.1 mg/100 ml，而我国以植物性为主的膳食中铁吸收率仅为 10%，为每日分泌乳铁 0.85 mg，乳母应增加铁摄入。但有人报告，乳铁与乳母血浆铁呈负相关，印度贫血乳母的乳铁含量偏高，这可能是代偿作用导致的。目前我国乳母铁的 AI 为 28 mg，有研究者建议应再增加一些。

c．锌：杨月欣研究发现，8 省市农村千余名产后 2 ～ 6 个月乳母的膳食中，锌含量平均仅为 8.1 mg，其乳汁中锌平均为 0.15 mg/100 g。北京市城区母亲和远郊母亲母乳中锌含量分别为 0.348 mg/100 g 与 0.152 mg/100 g，并发现母乳锌含量与乳母膳食中蛋白质、锌、维生素 B_1、维生素 B_2 摄入量之间皆为正相关。在我国上海，测得母乳锌含量为 0.08 ～ 0.15 mg/100 ml，武汉母乳锌含量为 0.12 mg/100 ml，故有人提出应给乳母补锌，我国乳母锌 RNI 为 21.5 mg/d。

d．碘：除婴儿需要外，乳母的基础代谢率和能量消耗增高，也需摄入相应的碘。我国制定乳母碘的 RNI 为 20 g/d。有研究者报告乳母服碘盐后母乳碘含量可增高。

e．维生素：乳汁中维生素 A、维生素 D、维生素 E 亦受乳母摄入量影响。北京市测得城市与远郊乳母摄入维生素 A 平均当量分别为 1 058 μg 与 399 μg，城市与远郊乳母的乳汁中维生素 A 含量为 12.45 μg/100 g 与 4.75 μg/100 g。我国乳母维生素 A 的 RNI 为 1 200 μgRE/d，维生素 E 为 14 mg/d，维生素 D 为 10 μg/d。乳汁中维生素 E 含量与亚油酸含量呈正相关，我国乳母多食用植物脂肪，乳汁中亚油酸增多，维生素 E 也相应增多。乳汁中维生素 D 含量和乳母维生素 D 摄入量与接受日晒时间有关。乳汁中水溶性维生素含量与乳母摄入量关系密切，我国制定的乳母维生素 B_1、维生素 B_2、维生素 B_3 与维生素 C 的 RNI 分别为 1.8 mg、1.7 mg、18 mg 与 130 mg。乳母应多食用粗粮、杂粮，以增加维生素 B_1 摄入。乳汁中维生素 B_2 与乳母蛋白质摄入量也呈正相关，故应乳母补充维生素与蛋白质摄入量。哺乳期间都应参考乳母膳食营养素参考摄入量，只在产后1个月加强营养是不足的。

（二）哺乳期合理膳食规划

哺乳期妇女的膳食仍是多样化食物组成的营养均衡的饮食，除保证哺乳期的营养需要外，还通过乳汁的口感和气味，潜移默化地影响较大婴儿对辅食的接受和后续多样化膳食结构的建立。基于母乳喂养对母亲和子代诸多的益处，WHO建议婴儿6个月内应纯母乳喂养，并在添加辅食的基础上持续母乳喂养到2岁甚至更长时间。乳母的营养状况是泌乳的基础，如果哺乳期营养不足，将会减少乳汁分泌量、降低乳汁质量，并影响母亲健康。

在哺乳期首先应增加富含优质蛋白质及维生素A的动物性食物和海产品，选用碘盐。动物性食物如鱼、禽肉、瘦肉等可提供丰富的优质蛋白质和一些重要的矿物质和维生素，乳母每天比孕前增加约80 g的鱼、禽、蛋、瘦肉的摄入。如条件限制，可用富含优质蛋白质的大豆及其制品替代。为保证乳汁中碘、n-3长链多不饱和脂肪酸（如DHA）和维生素A的含量，乳母应选用碘盐烹调食物，适当摄入海带、紫菜、鱼、贝类等富含碘或DHA的海产品；适量增加富含维生素A的动物性食物，如动物肝、蛋黄等；奶类是钙的最好食物来源，乳母每天应增饮200 ml的牛奶，使总奶量达到400 ～ 500 ml，以满足其对钙的需要。

其次，应重视整个哺乳期营养。“坐月子”是中国的传统习俗，其间常过量摄入动物性食物，导致能量和宏量营养素摄入过剩。应重视整个哺乳阶段的营养，食不过量且营养充足，以保证乳汁的质与量以持续地进行母乳喂养；同时，乳母的心理及精神状态也可影响乳汁分泌，应使其保持愉悦心情，以确保母乳喂养的成功。

此外，妊娠期体重过度增加及产后体重滞留，是女性肥胖发生的重要原因之一。坚持哺乳、科学活动和锻炼，有利于身体复原和体重恢复。吸烟、饮酒会影响乳汁分泌，烟草中的尼古丁和酒精也可通过乳汁进入婴儿体内，影响婴儿睡眠及精神运动发育；此外，茶和咖啡中的咖啡因有可能造成婴儿兴奋，乳母应避免饮用浓茶和大量咖啡。

同时，以下几点应特别注意。

1．合理安排产褥期膳食

有些产妇在分娩后的前一两天感到疲劳无力或肠胃功能较差，可选择较清淡、稀软、易消化的食物，如面片、挂面、馄饨、粥、蒸或煮的鸡蛋及煮烂的肉和菜，之后就可过渡到正常膳食。剖宫手术的产妇，手术后约24 h胃肠功能恢复，应再给予术后流食1天，但忌用牛奶、豆浆、大量蔗糖等胀气食品。情况好转后给予半流食1 ～ 2天，再转为普通膳食。产褥期可比平时多吃些鸡蛋、禽肉类、鱼类、动物肝、动物血等，以保证充足的优质蛋白质供给，并促进乳汁分泌，但不应过量，还必须重视蔬菜水果的摄入。

2．摄入充足的含优质蛋白质和维生素A的食物

哺乳期妇女膳食蛋白质在一般成年女性基础上每日应增加25 g。鱼、禽、肉、蛋、奶及大豆类食物是优质蛋白质的良好来源，哺乳期应增加摄入。表5-7列举了可提供25g优质蛋白质的食物组合，供母亲们选用。最好一天选用3种组合之一进行合理搭配，以获得所需要的优质蛋白质和其他营养素。此外，乳母的维生素A推荐量比一般成年女性增加600 μg RE。而动物肝富含维生素A，若每周选择1 ～ 2次猪肝（总量85 g）或鸡肝（总量40 g），则平均每天可增加摄入维生素A 600 μgRE。

3．摄入充足的钙

乳母膳食钙的推荐摄入量比一般女性增加200 mg/d，总量应达到1 000 mg/d。奶类含钙高且易于吸收利用，是钙的最好食物来源。若乳母每日比孕前多喝 200 ml 牛奶，每天饮奶总量达 500 ml，则可获得约 540 mg 的钙，加上所选用深绿色蔬菜、豆制品、虾皮、小鱼等含钙较丰富的食物，则可达到推荐摄入量。为增加钙的吸收和利用，乳母还应补充维生素 D 或多做户外活动。

表5-7　获得25 g优质蛋白质的食物组合举例

组合一		组合二		组合三	
食物及数量	蛋白质含量	食物及数量	蛋白质含量	食物及数量	蛋白质含量
牛肉 50g	10.0g	瘦猪肉 50g	10.0g	鸭肉 50g	7.7g
鱼 50g	9.1g	鸡肉 60g	9.5g	虾 60g	10.9g
牛奶 200g	6.0g	鸡肝 20g	3.3g	豆腐 80g	6.4g
合计	25.1g	合计	25.0g	合计	25.0g

4．增加泌乳量的方法

（1）愉悦心情，树立信心：家人应充分关心乳母，经常与乳母沟通，帮助其调整心态、舒缓压力、愉悦心情、树立母乳喂养的自信心。

（2）尽早开奶：在分娩后开奶应越早越好；坚持让婴儿频繁吸吮（24 h 内至少 10 次）；吸吮时将乳头和乳晕的大部分同时含入婴儿口中，让婴儿吸吮时能充分挤压乳晕下的乳窦，使乳汁排出，又能有效刺激乳头上的感觉神经末梢，促进泌乳反射，使乳汁越吸越多。

（3）合理营养，多喝汤水：营养是泌乳的基础，而食物多样化是充足营养的基础。除营养素外，乳母每天饮水量与乳汁分泌量也密切相关，所以乳母每天应多喝水，还要多吃流质的食物如鸡汤、鲜鱼汤、猪蹄汤、排骨汤、菜汤、豆腐汤等，每餐都保证有带汤水的食物。有调查显示大豆、花生加上各种肉类，如猪腿、猪排骨或猪尾煮汤，鱼汤，黄花菜鸡汤，醋与猪蹄和鸡蛋煮汤等均能促进乳汁分泌。

（4）生活规律，保证睡眠：尽量做到生活有规律，每天保证 8 h 以上睡眠时间，避免过度疲劳。

5．乳母一日食物量建议

食物包括谷类 250 ～ 300 g，薯类 75 g，全谷物和杂豆不少于 1/3；蔬菜类 500 g，其中绿叶蔬菜和红黄色等有色蔬菜占 2/3 以上；水果类 200 ～ 400 g；鱼、禽、蛋、畜肉类（含动物内脏）每天总量为 220 g；牛奶 400 ～ 500 ml；大豆类 25 g，坚果 10 g；烹调油 25 g，食盐不超过 6 g。为保证维生素 A 的供给，建议每周吃 1 ～ 2 次动物肝，总量达 85 g（猪肝），或总量 40 g（鸡肝）。

6．哺乳期科学饮汤

乳母每天饮水量与乳汁分泌量密切相关，因此产妇宜多喝一些汤水。但汤水的营养密度不高，如果过量喝汤也会影响其他食物如主食和肉类等的摄取，造成贫血和营养不足等营养问题，因此喝汤也应讲究科学。

（1）餐前不宜喝太多汤：餐前多喝汤可减少食量，达到减少能量摄入的效果，但对于需要补充营养的乳母而言，应该增加而不是减少食量，所以餐前不宜喝太多汤。可在餐前喝半碗至一碗汤，待到八成饱后再饮一碗汤。

（2）喝汤的同时要吃肉：肉汤的营养成分大约只有肉的1/10，为了满足产妇和婴儿的营养，应该连肉带汤一起吃。

（3）不宜喝多油的浓汤：太浓、脂肪太多的汤不仅会影响乳母的食欲，还会引起婴儿脂肪消化不良性腹泻。汤的材料宜选择一些脂肪较低的肉类，如鱼类、瘦肉、去皮的禽类、瘦排骨等，也可喝蛋花汤、豆腐汤、蔬菜汤、面汤及米汤等。

（4）可加入对补血有帮助的煲汤材料：如红枣、红糖、猪肝等。如果乳汁不够，还可加入对催乳有帮助的食材，如子鸡、黄豆、猪蹄、花生、木瓜等。

根据乳母一天各类食物的摄入量的建议值，设计的乳母一天食谱举例见表5-8。

表5-8　乳母一天食谱举例

早餐	肉包子：面粉50 g、猪肉25 g。 红薯稀饭：大米25 g、红薯25 g、红糖10 g。 拌黄瓜：黄瓜100 g。
早点	牛奶250 g。 煮鸡蛋50 g。 苹果150 g。
午餐	生菜猪肝汤：生菜100 g、猪肝20 g、植物油5 g。 丝瓜炒牛肉：丝瓜100 g、牛肉50 g、植物油10 g。 大米饭100 g。
午点	橘子150 g。
晚餐	青菜炒千张：小白菜200 g、千张50 g、植物油10 g。 香菇炖鸡汤：鸡肉75 g、香菇适量。 玉米面馒头：玉米粉30 g、面粉50 g。 蒸红薯50 g。
晚点	牛奶煮麦片：牛奶250 g、麦片10 g、白糖10 g。

第二节　0～6月龄婴儿营养规划

一、0～6月龄婴儿生长发育特点及营养需求

0～6月龄是一生中生长发育的第一个高峰期，对能量和营养素的需求均高于其他任何时期。但婴儿消化器官和排泄器官发育尚未成熟、功能不健全，对食物的消化吸收能力及代谢废物的排泄能力仍较低。母乳既可提供优质、全面、充足和结构适宜的营养素，满足婴儿生长发育的需要，又能完美地适应其尚未成熟的消化能力，并促进其器官发育和功能成熟。此外，6月龄内婴儿需要完成从宫内依赖母亲营养到宫外依赖食物营养的过渡，来自母亲的乳汁是完成这一过渡最好的食物，基于任何其他食物的喂养方式都不能与母乳喂养相媲美。母乳喂养能满足婴儿6月龄内全部液体、能量和营养素的需要，母乳中的营养素

和多种生物活性物质构成一个特殊的生物系统。为婴儿提供全方位呵护，助其在离开母亲保护后，能顺利地适应大自然的生态环境，健康成长。6月龄内婴儿是不断生长发育的机体，这一生理特点就决定了婴儿和成人在营养素需要量方面的差别。因此，了解该阶段婴儿生长发育的基本特征及营养需求，是科学合理喂养婴儿的关键。

（一）体格发育

婴儿的机体总是处在生长发育的动态变化过程中，但发育速度并不平衡，一般体格的生长规律为：年龄越小，生长越快。在婴儿期的前6个月生长最快，婴儿期是生长发育的加速期。

1．体重

新生儿平均体重为3.2 ~ 3.3 kg，6个月内平均每月增长0.6 kg，至半岁时约为初生体重的2倍。

2．身长

婴儿出生身长约50 cm，出生后前半年内只增长约16 cm。

3．头围、腰围、上臂围

新生儿的头围平均为34 cm，1岁时增至46 cm。出生时胸围比头围小1 ~ 2 cm，1岁时与头围基本相等，并开始超过头围，反映出胸廓和胸背肌肉的发育。上臂围在出生后第1年内由11 cm增至16 cm，随后维持到5岁左右。

由此可见婴幼儿体格变化的速度很快，而营养素是保证婴幼儿生长发育所需的物质基础，每个细胞的增大和数目的增多，都需要大量的蛋白质、脂肪、碳水化合物、维生素、矿物质、水等作为细胞构成的最基本成分。与成人相比，婴幼儿摄入的营养物质不仅要供给能量及细胞组织更新的原料，而且要供给其生长发育的需要。因此，婴幼儿的营养需要量不同于成人，按每千克体重计算，其营养素的需要量比成人要多，而且质量要好。婴儿期，尤其是出生后前6个月生长更快，这个时期营养的需要量更大，要特别注意婴儿的合理喂养，预防营养不良。

（二）脑发育

神经系统是人和高等动物生命活动的主要调节机构，机体各系统的正常生理活动都是在神经系统的统一支配下完成的。而大脑是神经系统的高级中枢，起着控制和调节全身各系统功能、活动的作用。胎儿时期，神经系统发育最早，尤其是脑的发育最为迅速，出生时脑重量约370 g，占体重的1/8左右，6个月时为600 ~ 700 g，2岁时达900 ~ 1 000 g，7岁时已接近成人的脑重（成人脑重约1 500 g，占体重1/40）。大脑的发育，尤其是大脑皮质细胞的增长、分化主要是在妊娠期和产后的第1年内，尤其孕25周至6个月时为激增期。

6个月后细胞增殖速度减慢，而体积增大。可见妊娠晚期3个月至出生后前6个月（主要是哺乳期）是大脑发育的最关键时期，也是智力发育的关键时期。大脑发育的物质基础是各种营养素，营养素缺乏将对正常的脑发育过程，尤其是对脑细胞的增殖、分化及功能网络形成的关键时期产生深远的影响。因为脑细胞的增殖、分化有一次性完成的特点，故妊娠晚期及产后前6个月期间的营养就显得特别重要，错过这个关键时期，再也无法补偿，会影响儿童终生的智力发育。

（三）消化系统发育

1. 口腔

婴幼儿口腔黏膜敏感脆弱、血管丰富、易受损伤，故应特别注意婴儿口腔清洁，不宜吃过烫或过硬的食物，以免损伤口腔；婴儿双颊部有发育良好的脂肪垫，有助于吮吸运动，出生时新生儿已具有良好的吮吸能力；新生儿的吞咽功能也已经十分成熟。新生儿舌短而宽，齿槽发育较差，但咀嚼肌发育较好，有各种食物反射；到 7 ~ 9 个月，有的婴儿虽仍未有牙齿萌出，但已能做有节奏的咀嚼运动。咀嚼效率随年龄增长而逐渐增强。

出生时的唾液腺发育不够完善，唾液分泌量少，唾液消化酶至少到半岁才开始丰富。淀粉酶量更低，至 3 ~ 4 个月时才达到成人量的 1/3，故 3 个月以下的婴儿不宜喂食谷物等富含淀粉的食物。

2. 牙齿

牙齿的生长对于婴幼儿来说是与咀嚼功能相互影响的一种消化功能，它有一个发育过程。乳牙在出生后 6 ~ 8 个月开始萌出，但它的钙化过程早在胎儿 5 个月时就已经开始。

3. 食管、胃

婴儿的食管较成人细而短，食管、胃壁黏膜和肌层都较薄嫩，弹性组织发育较差，易受损伤。婴儿胃呈水平位，到会走路时呈垂直位。由于婴儿期胃幽门括约肌控制能力良好，而贲门括约肌控制能力差，加之自主神经调节功能差，易引起幽门痉挛而出现溢乳和呕吐。新生儿胃容量小，足月儿约 20 ~ 45 ml，平均 30 ml，出生后第二周明显增加，3 个月时约 90 ~ 150 ml，6 个月时约 200 ~ 220 ml，1 岁时约 250 ~ 300 ml。胃排空时间因食物种类而异，如人乳为 2 ~ 3 h，牛乳为 3 ~ 4 h，水为 1 ~ 2 h。

基础胃酸分泌在出生后的几分钟内已经产生，随后几小时内逐渐升高到接近较大儿童的水平。随着胃酸分泌量的增加，胃蛋白酶的分泌量也增加，到 18 个月时已达到成人水平。与成人相比，婴儿的胃分泌功能明显不全，但其胃功能完全适宜于消化母乳。

4. 肠

婴幼儿的肠壁黏膜娇嫩、发育良好、有丰富的血管和淋巴结、透过性强、吸收能力好、易于把已消化的营养物质吸收到血和淋巴，并运送至全身被机体利用。婴儿肠壁肌肉较薄弱，并且肠蠕动比成人差，故食物在肠腔内通过时间较长，有利于消化吸收，但是婴幼儿的肠液分泌和肠蠕动易发生功能性紊乱。

5. 胰酶

出生时胰腺重 3 ~ 4 g，1 岁时为 12 g，5 岁时为 25 g，之后随年龄增加逐渐增重，至成年期时达 80 g。在出生及随后的 4 周内，十二指肠液中胰淀粉酶很少，故很少能检出，而胰蛋白酶、糜蛋白酶、羧肽酶和脂酶的活性约相当于成人的 10%。在随后的几个月里，这些酶的活性逐渐增强，迅速达到成人的水平，并维持恒定不变。胰淀粉酶活性在 6 个月以下的婴儿较低，之后增多，1 岁后才接近成人水平，不宜过早地给婴儿喂淀粉类食物。婴儿因胰腺酶的活性比较低，对脂肪和蛋白质的消化也尚不够完善。

6. 肝

年龄越小，肝重占体重的比例相对越大，新生儿肝重约为体重的 5.5%，婴儿为 3% ~ 5%，而成人为 2.5%。婴儿肝血管丰富，但肝细胞分化不全，肝功能较差。婴儿时期胆汁分泌较少，会影响脂肪的消化与吸收。

总之，6 月龄内婴儿处于 1 000 天机遇窗口期的第二个阶段，处于体格发育和智力发育的关键时期。与成人相比，婴幼儿需要相对更多的营养素和能量，以保证其生长发育，如果营养素供给不足，生长发育就会受到影响，甚至停止，还可能因此失去发育的最佳时期，而营养作为最主要的环境因素对其生长发育和后续健康持续产生至关重要的影响。婴幼儿时期的营养对人体一生都具有重要意义，必须根据其生理发育特点科学合理地安排其每日的饮食。母乳中适宜水平的营养能提供给婴儿充足的能量，又能避免过度喂养，使婴儿获得最佳的、健康的生长速率，为一生的健康奠定基础。因此，对6月龄内婴儿应持续给予母乳喂养。

二、0 ~ 6月龄婴儿的喂养行为与进食行为

（一）0 ~ 6月龄婴儿的喂养行为

喂养行为包括：婴幼儿食物的制备行为、家长的喂养行为、儿童的进食行为和喂养的环境。我们把喂养行为分为3型：放任型、强迫型、适宜型。

1．放任型

喂养人在喂养中完全依赖儿童的个性和食欲进行喂养，放任儿童的进餐行为，让儿童随自己的意愿进食。其结果是可能增加营养不良的比例。

2．强迫型

喂养人在喂养行为中，通过自身示范或采取威胁、提供很多食物等多种措施，帮助、促进儿童多进食。其结果会干扰儿童自我调整摄入量的能力，导致超重或肥胖。

3．适宜型

能够合理地调节喂养行为，有适度的喂养频率，在儿童进餐中能监护儿童，并尽量不分散儿童注意力。家长应培养儿童喜欢吃各种食品的习惯，避免形成挑食、偏食、异食和拒食等不良进食习惯。食物恐新症是一种基本的防护本能，这是儿童同环境建立关系时完全正常的表现。一般经过舔、勉强接受、吐出、再喂、吞咽等几个步骤，反复5 ~ 10次，经过数天儿童才能毫无戒心地享受开始时拒吃的食物。家长不能把开始的拒绝视为不喜欢，不再喂食，这会剥夺儿童学习喜欢吃这种食品的机会。此时，家长应耐心地少量多次哺喂，直至儿童适应这一新提供的食品为止。6个月后婴儿味觉发育了，要进一步调整食物色、香、味、形。这是诱发食欲，保持良好食物兴奋性的营养心理学问题，应引起足够的重视。

（二）0 ~ 6月龄婴儿的进食行为

营造良好的进餐气氛，首先要有轻松、愉快、安静的进餐环境；餐前要有准备阶段，如和大人一起收拾好玩具、洗手、摆碗筷等；让儿童坐在桌前等待2 ~ 3 min，可以说等爸爸来一起吃，这种短暂的等待可控制儿童自身的欲求，提高对食物的期待感，最终享受到全家共同进餐的快乐；饭后要学会谢谢。进餐礼节的培养是重要的，这可加强人际交流，养成社会性合作并让儿童学会尊重烹调者的劳动、爱惜食物。总之，家庭烹调和家庭进食是一种文化的体现，让儿童享受中国博大精深的餐饮文化也要从小开始。进餐环境避免嘈杂，在进餐过程中父母应注意自己的语言和行为，给儿童树立良好的榜样。不在吃饭时训斥、打骂儿童。

从进入食物添加期开始要注意给儿童提供自己进食的机会，鼓励儿童自己进食。学习进食是该年龄段儿童要学习的重点技能，包括学习爱吃各种食物、学习进餐的礼节和吃的技能。儿童自己进餐，从智力开发方面来说可锻炼儿童手眼协调、精细运动能力，从心理

发育方面来说可培养儿童的自信心，防止其形成偷懒和依赖别人的习惯。儿童用双手尝试自己吃东西，这是一种探索行为，是在学习自立，家长应给予充分的支持。要帮助儿童养成良好的进食习惯，避免边吃边玩，不定时间、不定地点、不定量进餐。

以下几点是帮助家长改进喂养行为的具体方法：

- 掌握帮助喂养与让儿童自己动手吃饭之间的关系。
- 积极口头鼓励和示范，而不是口头或身体上的强迫。
- 采用与年龄和文化相适应的进食器具。
- 善于观察儿童进入食物添加期的表现，及时对早期饥饿的信号做出反应。
- 提供具有保护性和舒适的喂养环境。
- 了解儿童的特性，保持良好的情绪与进餐气氛。
- 改进辅食喂养行为，不应仅注意喂养人，更应关注整个家庭。

三、0 ~ 6月龄婴儿合理膳食规划

（一）产后尽早开奶

坚持新生儿第一口食物是母乳。初乳富含营养和免疫活性物质，有助于肠道功能发展，并提供免疫保护。母亲分娩后，应尽早开奶，让婴儿开始吸吮乳头，获得初乳并进一步刺激泌乳，增加乳汁分泌。此外，这也是确保成功纯母乳喂养的关键。婴儿采用母乳喂养，有利于预防婴儿过敏，并减少新生儿黄疸、体重下降和低血糖的发生。婴儿出生时，体内已经有一定的能量储备，可满足至少 3 天的代谢需求。开奶过程中不用担心新生儿饥饿，可密切关注婴儿体重，体重下降只要不超过出生体重的 7% 就应坚持纯母乳喂养。温馨环境、愉悦心情、精神鼓励、乳腺按摩等辅助因素，有助于顺利成功开奶。准备母乳喂养应从妊娠期开始。

1．开奶方式

如果顺利分娩，母子健康状况良好，新生儿娩出后应尽快吸吮母亲乳头，刺激乳汁分泌并获得初乳。开奶时间愈早愈好，正常新生儿第一次哺乳应在产房开始。当新生儿娩出、断脐和擦干羊水后，即可将其放在母亲身边，与母亲皮肤接触，并开始让婴儿分别吸吮双侧乳头各 3 ~ 5 min，可吸吮出数毫升初乳。刚出生的婴儿已具备很强烈的觅食和吸吮反射能力，母亲也十分渴望看见和抚摸自己的婴儿，这种亲子接触有利于乳汁分泌。正常分娩的情况下，不宜添加糖水和奶粉，避免降低新生儿吸吮的积极性，还可以降低过敏风险。

2．母乳哺喂方法

哺喂婴儿时，推荐坐着喂奶。两侧乳房轮流喂，吸尽一再吸吮另一侧。若一侧乳房奶量已能满足婴儿需要，应将另一侧乳汁用吸奶器吸出。完成喂奶后，不要马上把婴儿平放，应将婴儿竖直抱起，头靠在母亲肩上，轻拍背部，排出吞入胃里的空气，以防止溢奶。

3．促进乳汁分泌

婴儿出生后应尽早让其吮吸母乳，每侧乳头每隔 2 ~ 3 h 要得到吸吮一次，必要时如婴儿吸吮次数有限时，可以通过吸奶器等辅助手段，增加乳汁分泌。母亲身体状况和营养摄入是乳汁分泌的前提，因此分娩后要合理安排产妇休息、婴儿喂哺时间和膳食计划，处理好休息、进餐与亲子接触、吸吮母乳之间的关系。精神放松、心理愉快是成功母乳喂养的重要条件，产妇应从生产的辛苦中多体会生育的幸福，愉悦心情，享受哺喂和亲子互动。

此外，在妊娠期就需要充分认识母乳喂养的重要性，并得到周围亲朋、家人的鼓励和支持，这也是成功母乳喂养的必需环境。

4. 判断乳汁分泌是否充足

可以通过以下几种情况来确定乳汁分泌充足：婴儿每天能够得到 8 ～ 12 次较为满足的母乳喂养；哺喂时，婴儿有节律地吸吮，并可听见明显的吞咽声；出生后最初 2 天，婴儿每天至少排尿 1 ～ 2 次；如果有粉红色尿酸盐结晶的尿，应在生后第 3 天消失；从出生后第 3 天开始，每 24 h 排尿应达到 6 ～ 8 次；出生后每 24 h 至少排便 3 ～ 4 次，每次大便应多于 1 大汤匙，出生第 3 天后，每天可排软、黄便达 4 次（量多）～ 10 次（量少）。

（二）坚持 6 月龄内纯母乳喂养

母乳是婴儿最理想的食物，可提供最佳的营养支持，纯母乳喂养能满足婴儿 6 个月以内所需要的全部液体、能量和营养素。此外，母乳有利于肠道健康微生态环境建立和肠道功能成熟，降低感染性疾病和过敏性疾病发生的风险。母乳喂养能营造母子情感交流的环境，给予婴儿最大的安全感，有利于婴儿心理行为和情感发展。母乳喂养经济、安全又方便，同时有利于避免母亲产后体重滞留，并降低母亲患乳腺癌、卵巢癌和 2 型糖尿病的风险。应坚持纯母乳喂养 6 个月。母乳喂养需要全社会的努力、专业人员的技术指导，家庭、社区和工作单位应积极支持。应充分利用政策和法律保护母乳喂养。

1. 判断母乳摄入量

婴儿母乳摄入量（摄乳量）受到多种因素的影响，但主要取决于婴儿自身的营养需要。母乳喂养时，不需要将乳汁挤出称重来估计婴儿的摄乳量，可通过观察婴儿情绪或尿量来判断母乳摄入是否充足。一般来讲，如果婴儿每天能尿湿 5 ～ 6 个纸尿裤，就说明婴儿是能吃饱的。此外，可通过称量婴儿摄乳前后的体重来判断。婴儿体格生长可灵敏地反映婴儿的喂养状态，可通过婴儿生长发育情况，来判定婴儿较长时期的摄乳量。定期测量身长、体重、头围，标记在 WHO 儿童成长曲线上，就可判断婴儿的生长是否正常。只要婴儿生长发育正常，就说明其母乳摄入量足够。

2. 间接哺乳的时机及正确方法

虽然母乳充足，但有些情况下乳母无法确保在婴儿饥饿时直接喂哺婴儿，如产下危重早产儿，乳母需要上班等，这些情况下只能采用间接喂哺方式。需要间接喂哺时，建议乳母用吸奶泵定时将母乳吸出并储存于冰箱或冰盒内，一定时间内再用奶瓶喂给婴儿。

母乳保存和使用时需要的注意事项：①在保存母乳时，无论室温、冷藏或冷冻保存，均需使用一次性储奶袋或储奶瓶，或者使用经过严格消毒的储奶瓶，冷冻保存母乳时不要使用玻璃瓶，以防冻裂。②保存母乳时要详细记录取奶时间。冷冻保存的母乳，在使用前宜置于冰箱冷藏室解冻，注意在冷藏室时间不要超过 24 h。③解冻的母乳不宜再次冷冻。④保存的母乳在使用前，先将储奶袋或储奶瓶置于温水加热，再倒入喂养奶瓶。⑤对于早产儿，可在将储存母乳倒入喂养奶瓶时，加入母乳添加剂，混匀溶解后再喂哺婴儿。

3. 顺应喂养，建立良好的生活规律

母乳喂养应顺应婴儿胃肠道成熟和生长发育过程，从按需喂养模式到规律喂养模式递进。婴儿饥饿是按需喂养的基础，饥饿引起哭闹时应及时喂哺，不要强求喂奶次数和时间，特别是 3 月龄以前的婴儿。婴儿出生后 2 ～ 4 周就基本建立了自己的进食规律，家长应明确感知其进食规律的时间信息。随着月龄增加，婴儿胃容量逐渐增加，单次摄乳量也随之增加，哺喂间隔则会相应延长，哺喂次数减少，逐渐建立起规律哺喂的良好饮食习惯。如果婴儿哭闹明显不符平日进食规律，应该首先排除非饥饿原因，如胃肠不适等。非饥饿原因哭闹时，增加哺喂次数只能缓解婴儿的焦躁心理，并不能解决根本问题，应及时就医。

婴儿生后最初几周内，鼓励母亲每 24 h 进行 8 ～ 12 次喂养。婴儿饥饿的早期表现包括警觉、身体活动增加、脸部表情增加，婴儿饥饿的后续表现才是哭闹。随婴儿生长进程，哺喂次数可降至每 24 h 8 次，最长夜间无哺喂睡眠可达 5 h。除了饥饿的表现外，婴儿胃肠道不适或其他身体不舒服，甚至婴儿情绪不佳也会表现出不同状态的哭闹，而非饥饿原因引起的哭闹显然无法通过哺喂得到完全安抚。

4．补充维生素 D、维生素 K

人乳中维生素 D 含量低，母乳喂养儿不能通过母乳获得足量的维生素 D，适宜的阳光照射会促进皮肤中维生素 D 的合成，但鉴于养育方式及居住地域的限制，阳光照射可能不是 6 月龄内婴儿获得维生素 D 的最方便途径。在婴儿出生后 2 周左右，采用维生素 D 油剂或乳化水剂，每日补充维生素 D10 μg（400 IU），可在母乳喂养前将滴剂定量滴入婴儿口中，然后再进行母乳喂养。对于每日口服补充维生素 D 有困难者，可每周或者每月口服 1 次相当剂量的维生素 D 配方粉，婴儿通过合乎国家标准的配方食品喂养，能获得足量的维生素 D，不需要再额外补充。

推荐新生儿出生后补充维生素 K，特别是剖宫产的新生儿。母乳中维生素 K 的含量较低。新生儿（特别是剖宫产的新生儿）肠道菌群不能及时建立，无法合成足够的维生素 K；大量使用抗生素的婴儿，肠道菌群可能被破坏，会面临维生素 K 缺乏风险。母乳喂养儿从出生至 3 月龄，可每日口服维生素 $K_1$25 μg，也可采用出生后口服维生素 2 mg，然后到 1 周和 1 个月时再分别口服 5 mg，共 3 次。此外，合格的配方奶粉中添加了足量的维生素 K_1，使用婴儿配方奶粉喂养的混合喂养儿和人工喂养儿，一般不需要额外补充维生素 K。

5．婴儿配方奶是不能纯母乳喂养的无奈之选

由于婴儿患有某些代谢性疾病、乳母患有某些传染性或精神性疾病导致乳汁分泌不足或无乳汁分泌等原因，不能用纯母乳喂养婴儿时，建议首选适合 6 月龄内婴儿的配方奶喂养，不宜直接用普通液态奶、成人奶粉、蛋白粉、豆奶粉等喂养婴儿。任何婴儿配方奶都不能与母乳相媲美，只能作为纯母乳喂养失败后无奈的选择，或者 6 月龄后对母乳的补充。6 月龄前放弃母乳喂养而选择婴儿配方奶，对婴儿健康是不利的。

婴儿患病、母亲患病、母亲因各种原因摄入药物、经过专业人员指导和各种努力后乳汁分泌仍不足等情况很可能不宜母乳喂养或使用常规方法的母乳喂养，需要采用适当的配方奶喂养。具体患病情况、母乳喂养禁忌和适用的喂养方案，请咨询营养师或医生。

（1）婴儿配方奶：婴儿配方奶也常常称为婴儿配方食品，是以婴幼儿营养需要和母乳成分研究资料为指导，用牛奶或羊奶、大豆蛋白为基础原料，经过一定配方设计和工艺而生产的，用于喂养不同生长发育阶段的健康婴儿。由于婴儿配方食品多为乳粉（再冲调为乳液喂养婴儿）或可直接喂养婴儿的液态乳，所以又常称为婴儿配方乳或婴儿配方奶。由于经过了一定的配方设计（食物成分调整和营养素强化），在婴儿喂养中，婴儿配方奶比普通牛羊乳或其他一般普通食品具有更强的优势。但必须强调的是，无论经过怎样的配方设计和先进研发，任何婴儿配方奶都不能与母乳相媲美。婴儿配方食品归根结底仍然是一种食品，对于得不到母乳喂养的婴儿，可以减少直接用牛羊乳喂养婴儿的弊端。

（2）婴儿配方奶不能与母乳媲美：虽然婴儿配方奶粉都经过一定配方设计和工艺加工，保证了部分营养素的数量和比例接近母乳，但却无法模拟母乳中一整套完美、独特的营养和生物活性成分体系，如寡糖、乳铁蛋白和免疫球蛋白，以及很多未知的活性成分。母乳喂养儿可以随母乳体验母亲膳食中各种食物的味道，对婴儿饮食心理及接受各种天然食物有很大帮助，这也是配方奶粉无法模拟的。此外，母乳喂养过程和奶瓶喂养过程给予婴儿的心理体验完全不同。

6．监测体格指标，保持健康生长

身长和体重是反映婴儿喂养和营养状况的直观指标。疾病或喂养不当、营养不足会使婴儿生长缓慢或停滞。6 月龄内婴儿应每半个月测一次身长和体重，病后恢复期可增加测量次数，并选用 WHO 的儿童生长曲线判断婴儿是否得到正确、合理喂养。婴儿生长有自身规律，过快、过慢生长都不利于其远期健康。婴儿生长存在个体差异，也有阶段性波动，不必相互攀比生长指标。母乳喂养儿体重增长可能低于配方奶喂养儿，只要处于正常的生长曲线轨迹，即是健康的生长状态。

（1）测量婴儿（和幼儿）的体重和身长：体重是判定婴幼儿体格生长和营养状况的重要指标，也是婴幼儿定期体检的重要检查项目之一。在社区卫生服务中心等医疗机构都有专用的婴儿体重秤。专用婴儿体重秤的测量精度高，分辨率为 5 g，可以准确测量婴幼儿体重，及时发现体重变化。测体重时最好空腹，排出大小便，尽量脱去衣裤、鞋帽、尿布等，最好能连续测量两次，两次间的差异不应超过 10 g。在家中给婴幼儿称体重时，如有条件也最好使用专用婴儿体重秤。如条件有限，也可由家长抱着婴幼儿站在家用体重秤上称体重，再减去大人的体重，即为婴幼儿的体重。由于普通家用体重秤测量误差在 100 g 左右，所以采用这种方法不能准确得知婴幼儿在短期内的体重增长，而只是适用于观察较长时间的体重变化。

2 岁以下婴幼儿应躺着测量身长，身长包括头、脊柱和下肢长的总和。社区卫生服务中心等医疗机构有专用的婴幼儿身长测量床。婴幼儿在测量身长前应先脱去鞋、袜、帽子、头饰、外衣裤。让婴幼儿仰躺在测量床上，请助手或家长扶住婴幼儿头部，头顶顶住测量床顶板，测量者注意让婴幼儿保持全身伸直，左手按直婴幼儿的双膝部，使两下肢伸直、并拢并紧贴测量床的底板，右手推动测量床的测量滑板，使滑板紧贴婴幼儿的足底，并使测量床两侧测量值一致，然后读取数值，精确到 0.1 cm。最好能连续测量两次，两次相差不能超过 0.4 cm。在家里测量时，可以让婴幼儿躺在桌上或木板床上，在桌面或床沿贴上一软尺。在婴幼儿的头顶和足底分别放上两块硬纸板，读取头板内侧至足板内侧的长度，即为婴幼儿的身长。

（2）婴幼儿的生长不宜追求参考值的上限：每个婴儿出生体重不同，且由于遗传和环境因素的影响，出生后增长速度和生长轨迹也不可能完全一样。在喂养得当、营养充分、健康良好的情况下，儿童的生长发育水平有一定的分布范围。生长曲线和参考值是基于大部分儿童的生长发育数据推算的范围，是群体研究结果。每一个儿童都会有自己的生长曲线，其曲线一般都会处于推荐的参考值范围内，但并不是每个儿童的生长曲线一定处于上游水平。参考值的上限指的是同龄儿童中处于上游 2% 或 3% 的水平，显然不是所有的儿童都处于这样的水平。大部分儿童的生长指标都会比较接近均值或中位数（P50）水平，但均值或中位数水平也不是每个儿童的生长目标。因此，评价某个儿童的生长时，应将他现在的情况与以往的情况进行比较，尤其应以其出生时的状况为基准，观察其发育动态，才更有意义。总之，不要将某个婴儿的生长指标与参考值的上限相比，也不要与平均水平相比，更不要与邻家孩子相比。特别应注意母乳喂养儿体重增长可能低于配方奶粉喂养儿，但是这种生长模式有利于儿童一生健康。

第三节　7 ~ 24 月龄婴幼儿营养规划

对于 7 ~ 24 月龄婴幼儿，母乳仍然是重要的营养来源，但单一的母乳喂养已经不能完全满足其对能量以及营养素的需求，必须引入其他营养丰富的食物。与此同时，7 ~ 24 月龄婴幼儿胃肠道等消化系统的发育、感知以及认知行为能力的发展，也需要其有机会通过接触、感受和尝试，逐步体验和适应多样化的食物，从被动接受喂养转变到自主进食。这一过程从婴儿 7 个月时就已经开始了，这一年龄段婴幼儿的特殊性还在于父母及其他喂养者的喂养行为对其营养状况和饮食行为有显著的影响。顺应婴幼儿需求喂养，有助于健康饮食习惯的形成，对婴幼儿的生长发育有长期而深远的影响。

7 ~ 24 月龄婴幼儿处于 1 000 天机遇窗口期的第三阶段，适宜的营养和喂养不仅关系到其近期的生长发育，也关系到长期的健康。应继续母乳喂养，从满 7 月龄起添加辅食，并从富含铁的糊状食物开始，逐步添加其他食物从而满足食物多样性，同时在辅食中不宜添加调味品，尽量减少糖和盐的摄入。在喂食方面提倡顺应喂养，鼓励但不强迫进食，同时注重饮食卫生和进食安全。

一、7 ~ 24 月龄婴幼儿生长发育特点及营养需求

（一）生长发育特点

1．总体特点

（1）生长发育迅速：出生后第一年体格生长发育速度最快，之后逐渐减慢。

（2）脑与智力发育的关键时刻：婴儿出生后 6 个月为脑神经细胞的激增期，6 ~ 12 个月增殖仍然很快。出生时脑重约为 350 g，约为成人脑重（1 300 g）的 27%，至 1 周岁时脑重约为 940 g，达成人脑重的 72.3%。脑细胞的分裂增殖持续到 2 周岁，之后脑细胞数目不再增加，而只是体积增大。智力是指观察、记忆、思维、想象、判断、推理、学习、创造等能力。大脑发育为智力发展的基础，如果婴幼儿时期营养不足，会延缓脑细胞发育，脑功能则不能充分发展。

（3）婴儿消化道发育特点：婴儿期消化道发育不成熟，唾液腺分泌功能发育不全，咀嚼肌已开始发育，而贲门不能紧闭，胃的位置呈水平状（易溢乳）。虽然幽门肌肉发育较好，但自主神经调节功能未成熟，故易发生幽门痉挛从而诱发呕吐。婴儿的胃容量小，哺乳过程中部分乳汁已入肠，故一次哺乳量可适当超过胃容量，但也不可过多。婴儿胃液中有盐酸、蛋白酶与凝乳酶，但分泌量少。婴儿肠黏膜发育虽然较快，但肠的肌层发育较慢。

（4）婴幼儿对某些食物易发生过敏：对母乳以外的食物耐受性较差。这种不能耐受往往表现为腹泻，常被误认为是感染所致；

（5）婴儿体内营养素储备量较少：如有营养素及水分不足或消化功能紊乱，短期间即可对发育过程产生不良影响。

2．7 ～ 24 月龄各阶段发育特点

（1）7 ～ 9 月龄婴儿

7 ～ 9 月龄的婴儿已经可以稳稳地坐起来，并以手膝爬行为主要行动方式，学会扶物站起。婴儿会横向跨步；认识若干玩具名称；会听声取物，会用拇指和示指捏取小的东西；能听懂自己的名字，能用简单的语言回答问题，会随着音乐有节奏地摇晃；认识五官；会做 3 ～ 4 种表示语言的动作；知道大人谈论自己，懂得害羞；会配合穿衣，伸手穿袖，练习自理。7 ～ 9 月龄婴儿具体发育水平见表 5-9。

表5-9　7～9月龄婴儿生长发育水平

	身长（cm）	体重（kg）	头围（cm）	胸围（cm）
男婴	69.2 ～ 72.0	8.30 ～ 8.90	43.9 ～ 45.7	43.8 ～ 45.4
女婴	67.3 ～ 70.1	7.64 ～ 8.23	42.8 ～ 44.5	42.7 ～ 44.2

（2）10 ～ 12 月龄婴儿

10 ～ 12 月龄的婴儿已经从能模仿大人说话的声音，说一些简单的词，到可以比较清楚地说出 2 ～ 3 个单音词并能够有意识地叫"爸爸""母亲"。婴儿站起、坐下，绕着家具走时行动更加敏捷。站着时，能弯下腰捡东西，也会试着爬到一些矮的家具上去。有的婴儿已经可以自己走路了，尽管还不太稳，但对走路的兴趣很浓厚。婴儿还喜欢将东西摆好后再推倒，喜欢将抽屉或垃圾箱倒空，隐约知道物品的位置，并会在物体不在原来的位置时到处寻找。10 ～ 12 月龄婴儿具体发育水平见表 5-10。

表5-10　10～12月龄婴儿生长发育水平

	身长（cm）	体重（kg）	头围（cm）	胸围（cm）
男婴	73.3 ～ 77.7	9.16 ～ 9.65	45.7 ～ 46.3	45.4 ～ 46.1
女婴	71.5 ～ 76.6	8.48 ～ 9.07	44.5 ～ 45.2	44.2 ～ 45

（3）1 岁至 1 岁半幼儿

1 岁至 1 岁半的幼儿身体活动能力很强了，能够很好地握着、抓着东西了，更加好动，走路更稳，有时还想跑，尤其是在户外，稍不注意，幼儿可能一溜烟儿跑出去好远；在家里也经常是爬上爬下。幼儿喜欢学着大人的样子踢皮球，随着音乐舞动身体，还喜欢所有可以按动的开关或按钮，不停地打开关上。幼儿在大小便之前已经知道叫人，但仍然需要督促。幼儿的记忆力和想象力也有所发展。1 岁至 1 岁半幼儿生长发育水平见表 5-11。

表5-11　1岁至1岁半幼儿生长发育水平

	身长（cm）	体重（kg）	头围（cm）	胸围（cm）
男婴	76.9 ～ 82.3	9.87 ～ 10.94	46.3 ～ 47.3	46.1 ～ 47.6
女婴	75.2 ～ 80.7	9.17 ～ 10.23	45.2 ～ 46.2	45.0 ～ 46.6

（4）1 岁半至 2 岁幼儿

1 岁半至 2 岁的幼儿体格生长速度较第一年慢，幼儿已经有了独立的人格，并且什么都想模仿。他可以慢慢地跑了，但是总摔跟头，手已经很灵活了，能够移动物体，喜欢冒险，对什么事物都好奇。幼儿想象力也非常丰富，还能简单描述一个物体或事物。

表5-12　1岁半至2岁幼儿生长发育水平

	身长（cm）	体重（kg）	头围（cm）	胸围（cm）
男婴	83.2 ~ 87.1	11.1 ~ 12.2	47.3 ~ 48.8	47.6 ~ 50.2
女婴	81.7 ~ 85.7	10.4 ~ 11.5	46.2 ~ 47.7	46.6 ~ 49.0

（二）营养需求

1．能量

婴幼儿所需能量为以下五方面之和。

（1）基础代谢：婴幼儿在基础代谢方面所耗能量占总能量的 60%，1 ~ 18 月龄婴儿每日平均基础代谢耗能为 230 kJ/kg · BW（55 kcal/kg · BW）。之后随年龄增加而逐渐减少，如 7 岁儿童基础代谢耗能 184 kJ/kg · BW（44 kcal/kg · BW），12 ~ 13 岁时为 125 kJ/kg · BW（30 kcal/kg · BW），接近成人水平（105 ~ 125 kJ/kg · BW）。

（2）食物特殊动力作用：摄取平衡膳食所耗能量占总能量的 5% ~ 10%，当膳食中所含蛋白质比重大时，食物特殊动力消耗可相应增大。

（3）动作消耗的能量：啼哭、吮乳及坐、立、爬、游戏等各种活动皆消耗能量，好哭、好动的儿童可比同龄的安静儿童消耗能量高 3 ~ 4 倍。

（4）生长发育消耗的能量：估计体重每增加 1kg 就需要 54 kcal 能量。婴儿最初几个月体重增长多为脂肪增加，生长所需能量占总能量的 1/4 ~ 1/3；4 个月后体重增长较慢，合成体脂比例减少；12 ~ 18 个月时用于生长的能量为总能量的 2% ~ 3%。神经系统代谢率高于其他组织，脑组织中功能强的部位代谢率更高，故婴幼儿必须得到足够能量，以利于脑组织发育。

（5）排泄的损失部分：食物未被吸收而随粪便排出，在人工喂养儿及进食一般膳食的年长儿童中，排泄的损失部分约占每天总能量的 10%，而母乳喂养儿此部分能量消耗大约占每天总能量的 8%。

2．蛋白质

蛋白质是生命的物质基础，婴幼儿生长发育迅速，体内持续增加的蛋白质必须从食物中获取。婴儿蛋白质需要量以每千克体重计算高于成人，母乳喂养儿需蛋白质 2 g/kg，牛乳喂养儿需 3 g/kg，谷、豆为主的混合喂养儿需蛋白质 4 g/kg。蛋白质供给不足，生长发育受影响，可致消化不良、肝脂肪浸润、血浆蛋白合成少、肌肉萎缩、贫血，严重者可致蛋白质缺乏病。

对蛋白质的要求是数量与质量并重，优质蛋白质不仅是脑的重要组成成分，也是维持脑功能的重要物质，神经细胞可不断合成新的蛋白质。学习和记忆诱发脑内 DNA、mRNA、rRNA 的合成，从而促进脑内特殊蛋白质的合成。脑内还需要合成新的蛋白质来巩固记忆。在动物研究中发现，如动物脑内合成蛋白质的能力被破坏 90%，该动物的记忆能力可全部丧失。故蛋白质与智力发展关系最为密切。在胎儿期或婴儿期缺乏蛋白质的人中，有1/3 ～ 1/2 可能在学龄期出现精神障碍或智力异常、反应迟钝、记忆力差、淡漠或多动障碍，一些神经递质是氨基酸的衍生物，如儿茶酚胺类的递质肾上腺素、去甲肾上腺素、多巴胺皆由酪氨酸合成，可产生兴奋作用；乙酰胆碱中所含的胆碱可由丝氨酸代谢生成，或从食物中摄取，它在脑内分布较广泛，可影响中枢神经系统的感觉、运动和记忆功能。5- 羟色胺由色氨酸生成，在精神活动方面起普遍的抑制和稳定作用。婴儿如早期缺乏牛磺酸会引发神经系统发育的细微变化，导致学龄期学习能力较差，可见优质、足量的蛋白质对婴儿身体发育有要作用。蛋白质摄入也不可过量，足月婴儿尤其是早产儿若摄入过量蛋白质对机体有害，如体重给予 6g 蛋白质可出现腹泻、酸中毒、高氮血症等。因此，既要满足机体的能量需要，又要避免较多蛋白质被作为能量来源，而不能发挥蛋白质的应有作用。氨基酸组成蛋白质时也需要能量，故组织蛋白的合成只有在能量供给充足时方可顺利进行。

3．脂类

婴儿脂肪的需要也相对高于成人，新生儿需脂肪 7 g/（kg・d），4 个月后需脂肪 4 g/（kg・d），而成人需脂肪 1 g/（kg・d），婴儿每日摄取脂肪产生的能量可占总能量的 35% ～ 50%。脑组织中类脂含量较多，花生四烯酸（AA，20：4 n-6）与二十二碳六烯酸（DHA，22：6 n-3）在视网膜及脑中含量较高，DHA 为正常视觉功能所必需。AA 和 DHA 可分别由植物油中的亚油酸和亚麻油酸形成。动物实验表明，膳食中 α- 亚麻酸少于膳食总能量的 0.1%，可导致视觉功能和学习能力下降，同时脑及视网膜中 DHA 水平下降。膳食中的 α- 亚麻酸如能占能量的 0.7%，可使发育中的中枢神经系统有高水平的 DHA。新生儿虽有合成 AA 及 DHA 的能力，但合成量低，不能满足需要，需由母亲供给，孕妇如患脂肪酸吸收不良性疾病，子代智力水平较差。

4．糖类

婴儿需要的糖类也相对高于成人，需要量为 12 g/（kg・d），糖类中婴儿最易吸收的为乳糖。乳糖可在肠道内全部溶解，又可引起酸性发酵，有助于钙的吸收，还可促进乳酸杆菌生长，抑制大肠杆菌繁殖，故乳糖对婴儿非常适宜。婴儿也可顺利吸收葡萄糖、果糖与蔗糖，出生后 2 ～ 3 个月婴儿体内因缺乏淀粉酶，故不易消化米、面等食物，需要在生后3 ～ 4 个月再添加。婴儿饮食中糖类所提供的能量可占总能量的 50%，这是因为脑的能源主要是葡萄糖，但大脑中只含 0.1% 的糖原，脑内所储存的糖原与葡萄糖仅能维持脑组织几分钟生理活动，故必须依靠血液供给葡萄糖，如血糖低可致意识迟钝，甚至昏迷。

5．无机盐与微量元素

儿童与青少年在生长时期钙的供给除维持钙平衡外，还能够促进骨质生长。母乳中的钙吸率高，母乳喂养儿钙供给量以 400 mg/d 为宜，而人工喂养儿，钙供给量应达到 600 mg/d。钙与磷的比例在婴儿中以 2：1 为宜，1 岁以后 1.5：1。如钙储备不足，维生素 D 又缺乏时，出生后 1 周至 6 个月的婴儿（尤其是早产儿）可发生手足搐搦。

铁为血红蛋白、肌红蛋白的主要成分，又参与各种酶的作用。母乳中铁的吸收率可达50%，而牛乳中铁的吸收率仅为 10%，但人乳与牛乳中铁含量都较低，分别为 0.1 mg/100 g与 0.3 mg/100 g。故最初几个月婴儿主要依靠胎儿期贮存在体内的铁满足生理需要，足月儿在产后 4 个月时、早产儿在产后 2 个月时，已将胎儿期贮存的铁耗尽，因此必须通过辅助食品或制剂补充铁。最易发生缺铁性贫血的人群即出生后 6 个月至 3 岁的婴幼儿、早产儿、青春期少年与孕妇。铁随年龄增加而需要量增加，出生 1 ～ 2 岁是大脑发育时期，如缺铁可致婴幼儿大脑发育迟缓或结构受损，缺铁又可增加婴幼儿对感染的敏感性，使免疫功能和吞噬细胞杀菌能力下降。

1 ~ 6 月龄婴儿锌的需要量为 3 mg/d，7 ~ 12 月龄为 5 mg/d，1 ~ 9 岁为 10 mg/d。锌与生长发育有关，缺乏时生长发育停滞。锌与智力和免疫能力关系密切，脑内锌的分布与蛋白质相似，功能强的部位锌含量高，灰质多于白质。锌缺乏时多种酶活性降低，可影响 RNA 和蛋白质的合成，延迟脑神经髓鞘形成，使神经递质的反应性全面降低。动物实验可见缺锌所致的脑功能改变几乎不可逆。重度蛋白质营养不良合并缺锌的婴儿，外周血中细胞亚群与 IgG 亚类有缺陷，说明细胞免疫与体液免疫皆受影响。但锌不可过多，给婴儿过多的锌可致神经中毒、细胞外锌浓度升高及胶质细胞损伤。导致损伤的锌浓度与暴露时间有关，暴露 15 min 时半数有效量（ED_{50}）为 600 μmol/L，暴露 18 ~ 24 h 时，ED_{50} 为 225 μmol/L，故婴幼儿同时用多种锌制剂或锌强化食品要注意总剂量。

6．维生素

（1）维生素 D：人乳、牛乳中均缺少维生素 D，如婴儿户外活动少，易患维生素 D 缺乏性佝偻病，尤其是冬季或在寒冷地区居住的婴儿。

（2）维生素 B_1：近年因多数人群膳食中粗粮、杂粮减少，乳母维生素 B_1 摄入量低，导致母乳中维生素 B_1 含量降低，会引起儿童急性维生素 B_1 缺乏病，有延误治疗而致死的报道。维生素 B_1 与脑功能有关，缺乏时神经细胞轴突退化、糖代谢紊乱、脑组织中丙酮酸乳酸蓄积。维生素 B_1 可影响脑细胞中核酸与蛋白质的合成，又与神经递质的作用有关，缺乏时脑内儿茶酚胺类递质发生改变，去甲肾上腺素降低，学习和记忆能力降低。营养不良儿童补充维生素 B_1 可改善其学习和认知能力。动物缺维生素 B_1 后，脑干听觉反应系统受损，听觉反应异常。维生素 A 不足会影响婴儿生长发育，缺乏时可致眼干燥症，新中国成立前有农村无母乳的人工喂养不当的婴儿因眼干燥症而失明的报道。

（三）7 ~ 24 月龄各阶段膳食需求

1．7 ~ 9 月龄婴儿

该阶段处于从婴儿期向幼儿期的过渡，此时的饮食也处于以奶类为主向普通饮食过渡的阶段。婴儿的主食仍应以母乳喂养为主，建议每天应首先保证 600 ~ 800 ml 的奶量，以保证婴儿正常体格和智力发育，但单纯的母乳喂养已经不能满足婴儿成长发育所需要的营养，应添加牛奶、稠粥、蛋糕等。父母给婴儿的调味品应做到“四少一多”的原则，即少糖、少盐、少酱油、少味精、多醋。同时，还应该尽量避免咸、腌食品，食用罐头和含钠高的加工食品。该阶段需要注意以下几点。

（1）食用促进牙齿萌出的食物：大部分婴儿已经开始出牙，具备了一定的咀嚼基础。需要及时添加一些固体食物，如磨牙餐，以进一步锻炼婴儿的咀嚼能力。此阶段在选择食物时应注意：食物不要太软，食物太软不利于牙齿的萌出，还可能引起牙齿不齐。许多父母怕婴儿喉咙太细，咽不下固体食物或容易被卡住，就喜欢将切得细细的食物喂给婴儿，或者一直用肉泥、胡萝卜泥等泥状食物喂养 1 岁的婴儿。饮食过于细软，婴儿的牙龈缺乏刺激，不仅导致牙齿发育迟缓，还容易造成牙排列不齐。因此，母亲要根据婴儿牙齿萌出情况，调整食物的粗细。

a．固体食物：此时的婴儿不但长出了牙齿，唾液的分泌功能也越来越好，婴儿在咀嚼食物的时候，唾液就会同时分泌，把食物泡软以方便吞咽。同时，婴儿由于牙齿萌出，经常会出现牙根发痒，会抓取身边的东西放到嘴里咬。这时候为婴儿准备一些磨牙食品，可以帮助婴儿缓解不适，并锻炼婴儿牙齿的咀嚼能力为恒齿的萌出做好准备。婴儿的磨牙餐应选择一些质地脆硬，但比较容易咀嚼或在唾液的作用下能变得很软的固体食物，最好是容易抓握的条形，如手指饼干、烤馒头条、黄瓜条、胡萝卜条、地瓜干等。

b．动物性食物：身体里很多重要的生理活性物质如激素、酶和抗体中含有的丰富的维生素、矿物质及膳食纤维等都是由蛋白质所构成的。而动物性食物，如肉、蛋、奶可以为婴儿提供优质蛋白质。所以开始吃饭的婴儿要按时补充足够的动物性食物。

c．蔬菜、水果和菌藻类：蔬菜和水果中含有丰富的维生素、矿物质和膳食纤维，且容易消化和吸收。它们已是许多婴儿食物的重要组成部分，尤其是部分蔬菜、水果中含有抗氧化物，可以帮助婴儿提高免疫力，使婴儿不易生病。蘑菇、黑木耳、海带等菌、藻食物含有的多糖类物质，都对身体的免疫系统有好的影响，可在婴儿咀嚼能力和消化能力能承受的范围内选用。

（2）不能把食物嚼烂喂给婴儿：俗话说“病从口入”，有许多疾病就是通过口腔传入的，即使是健康人体内及口腔中也常常寄带有一些细菌、病毒，细菌、病毒可以通过食物，由家长口腔传染给婴儿。婴儿的抵抗力差，细菌、病毒通过食物到了他们体内，他们就会生病。如果要给缺乏咀嚼功能的婴幼儿补充营养，把食物切碎煮烂后喂给婴儿吃就行了。此外，让婴儿自己咀嚼可以刺激牙齿的成长，同时还可以反射性地引起胃内消化液的分泌，以帮助其消化、提高食欲。口腔内的唾液也可因咀嚼而分泌增加，更好地滑润食物，使吞咽更加顺利地进行。对待已长牙齿的婴儿，则更不能代他咀嚼，而应主动鼓励和培养他的咀嚼习惯，以促进其颌面部及牙颌系统的正常发育，这样更有于口腔健康。

（3）婴儿乳牙的保护：不少家长认为婴儿的乳牙终究会脱落，不用悉心保护，这是不对的。乳牙是造就健康恒牙的重要基础，能确保和维持恒牙的生长空间。如果婴儿有龋齿，会因牙疼无法好好咀嚼食物，养成不爱吃硬食和不爱咀嚼的习惯，导致婴儿偏食，无法锻炼下颌肌肉和促进骨骼发育，此外，应当让婴儿常吃富含蛋白质、维生素 A、维生素 C、维生素 D 和钙的食物，如牛奶、鸡蛋、豆腐等。用奶和富含矿物质的食物做成的蔬菜奶汤也是保障牙齿健康的食物。

2．10 ～ 12 月龄婴儿

该阶段的婴儿的食量为成人食量的 1/3 左右，每餐的食物约小半碗，哺乳量逐渐减少。单纯的母乳喂养已经不能满足婴儿成长发育所需要的营养，应逐渐添加米、面、杂粮等谷类食物为主的辅食。辅食中肉、蛋、鱼、蔬菜、水果的添加要增多，食物制作可以不像以前那样，把食物制成泥或糊，因为经过不断的咀嚼训练，此时的婴儿已经会用牙龈咬食物了。有些蔬菜只要切成丝或薄片即可，饮食应少盐少糖，不要给婴儿吃辛辣、刺激性的食物；不要让婴儿饭前多吃糖，吃糖过多会升高体内血糖水平，使婴儿有饱腹感，很容易导致身体发育所需营养物质不足，影响正常发育。此外，要注意婴儿的营养平衡、膳食均衡，控制婴儿进餐时间，以 20 ～ 30 min 为限。

该阶段需要特别注意培养婴儿自己动手吃饭，此外，母亲们需要花费一些心思，掌握一定的技巧，教婴儿学会用杯子喝水，用勺子吃饭。

（1）杯子喝水：首先可以用吸管取代奶瓶，母亲将 1 支吸管含在嘴里，用力做出吸吮的动作，让婴儿模仿着重复数次；将另一支吸管的一端让婴儿含在嘴里，另一端放在装了半杯白开水的杯子里。母亲拿着杯子，并协助婴儿固定好吸管，随后母亲不断重复吸吮动作，让婴儿模仿着做。当婴儿吸到杯子里的水之后，很快就能了解这个动作所带来的结果，进而学会用吸管喝水。在坚持使用吸管喝水一段时间之后，就可以考虑让婴儿尝试使用没有吸管的杯子来练习喝水了。

此时，母亲可以协助婴儿握紧杯子，慢慢将杯子里的水倒入婴儿口内。一开始婴儿可能无法很好地控制力量，会弄湿全身，所以要替婴儿围上防水围兜，并且提醒婴儿要慢慢喝。当婴儿练习成功之后，记得要及时鼓励婴儿，并逐渐增加杯子内的盛水量。即便婴儿做得不够好，也不要责怪他，以免影响其学习用杯子喝水的积极性。

（2）勺子吃饭：随着婴儿不断长大，他们自理的本领越来越强，并喜欢跟成人一起在桌上吃饭。此时，可以开始教婴儿用勺子吃饭，可以用一个小碟子盛上适合他吃的各种饭菜，让他尽情地用手或勺子喂自己，即使吃得一塌糊涂也无所谓，婴儿在这个过程中也就潜移默化地学会了吃饭的技巧，母亲可以在这个过程中帮助婴儿掌握用勺子吃饭的本领。如果婴儿总喜欢抢勺子的话，母亲可以准备两把勺子，一把给婴儿，另一把自己拿着，让他既可以练习用勺子，也不耽误把他喂饱。

3．1岁至1岁半幼儿

该阶段幼儿主要营养摄入已经不再需要通过母乳或奶粉，将逐渐以三餐为主，但由于幼儿的个体性差异，饮食也会有所不同，但只要幼儿获得均衡的营养就足够了。

该阶段需要注意以下几点。

（1）三餐科学的分配原则：早餐占全天饮食总量的30%，要吃好；中餐占全天饮食总量的35%，要吃饱；晚餐占全天饮食总量的25%，要吃少；加餐或零食占全天饮食总量的10%。

在保证一日三餐主食的同时，还要保证幼儿每天喝两次奶，总量应保持在400～500 ml。这是由于奶类不仅可以为幼儿提供优质蛋白，还可以补充钙，满足幼儿骨骼的生长需要。

（2）合理的进餐时间：最好将幼儿的进餐时间控制在25 min，超时就不允许再吃、准备吃饭前应该收起幼儿的所有玩具，并关掉电视，父母最好不要用哄骗、威胁的方法让幼儿吃饭，饭前也不要给幼儿吃太多的零食，影响其正餐时的食欲。更不要让幼儿边吃边玩，或边看电视边吃。这些不良的进餐习惯，都会导致幼儿吃饭分心，影响食欲。等幼儿大一点，成人可以带幼儿去厨房，让幼儿参与食物烹饪的全过程，再给他讲解各种食物的生长和营养，让幼儿对食物产生兴趣。

（3）适合的补品选择：家长都希望儿童健康成长，但儿童的生长发育因先天或后天的因素，总是有一些个体差异，有的儿童可能比小伙伴矮，有的儿童容易生病等。有些家长为了儿童的成长，就热衷于让儿童吃大量的营养补品，希望儿童发育得更好。现在市场上许多补品针对一定情况起作用，但目前补品良莠不齐，无病乱补或补不对路不仅无益，反而有害，因此补品的一些不良反应不容忽视。补品的成分复杂，部分补品中含有性激素类物质，儿童服用有引起性早熟的危险。补品服用过多会干扰儿童的消化吸收能力，在儿童的营养和热量已经充足时额外增加补品，并不能达到补益的效果。过量营养补品还可能干扰儿童的胃肠功能、降低食欲，有些儿童服补品的结果是影响了正常的生长和发育。补品还会引发疾病或给儿童健康带来危害，近年也发生了儿童服用维生素过量而中毒的情况，这是因为家长害怕儿童缺乏维生素，长期给儿童大量服用所致。

（4）儿童依赖奶瓶、安慰奶嘴的解决方案：不要马上换走奶瓶，而是给他添个漂亮的训练杯，想办法让他爱上杯子。给他看漂亮杯子的图片，或者父母用婴儿的杯子津津有味地喝水给他看，可以说："哇，这个漂亮杯子里的水特别好喝，杯子上还有只小熊呢。隔壁家的漂亮姐姐也是用这个杯子喝水的，好好喝哦！"婴儿总是有好奇心的，他第一次用杯子喝水时一定不要让他呛到，所以选择好的训练杯很重要。喝完后要循序渐进，不要一下子突然改用杯子喝奶，这可能会使儿童因为无法顺利喝奶，而影响对杯子的好感，可先用杯子喝少量的水和儿童喜欢喝的果汁。

应选用合适的杯子，一开始选择不易破碎，有紧扣的盖子、小吸嘴、双把手的方便水杯，等儿童适应后再过渡到普通水杯。这期间千万别让儿童对方便水杯产生依赖。有调查表明，如果长期让儿童用方便水杯饮用含糖分的饮料，对牙齿造成的损害并不比奶瓶小。

如果儿童就是喜欢奶瓶，把奶瓶当作不能离开的安慰物，就该发挥创意，设法提供其他安慰方法和物品，循序渐进，反复尝试去代替奶瓶。多抱抱儿童，陪陪他，安抚奶嘴也是不错的替代品，但不可滥用。

有些儿童，本来已经接受杯子了，可过了一段时间，又要求用奶瓶喝东西。其实，不断长大的儿童常有"重温旧梦"的心理要求，需要怀念一下过去的习惯。最好顺其自然，不必强迫他只能用杯子，当然，也不能对他用奶瓶表示鼓励和欣赏。万一儿童伤心和生气，父母一定要保持平静和亲切的心态，这样儿童多半很快就没事了，多从正面鼓励婴儿："我们宝贝已经长大了，再也不需要奶瓶了""宝贝自己会了喝水了，真能干"。这样他会感到自豪，觉得自己很了不起。

（5）勿给幼儿吃汤泡饭

很多父母觉得米饭很不利于幼儿消化，而菜汤含有丰富的营养，用菜汤泡米饭，不仅可以吸收汤汁的营养又能让米饭变软，让幼儿吃得下，但是这种方法其实是不科学的。用汤泡过的饭，其容量会增加，这样幼儿吃了以后就很容易感到饱胀，每餐相应的摄入量就会减少。一般汤里的蛋白质只有肉中蛋白质含量的7%，而大量的蛋白质、脂肪、维生素和矿物质仍都留在鱼肉、猪肉、鸡肉中，所以幼儿喝汤是得不到各种足够的营养素的，根本无法满足生长发育的需要，反而容易患营养不良及贫血等疾病。

不经咀嚼的饭会增加胃的负担，而过量的汤水又会将胃液冲淡，从而影响食物的消化吸收，时间长了还容易引发胃病。米饭用汤泡过之后，变得较软，再加上汤水渗入其中使之软滑，基本上不用怎么嚼就可以咽下。这样吃饭速度当然是快了，但婴儿会养成不愿咀嚼的坏习惯，不利于婴儿咀嚼功能的进一步发育。只饮肉汤而不直接食肉会导致婴儿缺锌。缺锌引起的味觉迟钝又使婴儿食欲差甚至厌食。更重要的是，锌是促进生长的重要元素，缺锌者常身材矮小，缺锌的儿童生长显著落后于正常饮食儿童。

4．1岁半至2岁幼儿

该阶段的幼儿，随着其消化功能的不断完善，饮食的种类和制作方法开始逐渐向成人过渡，以粮食、蔬菜和肉类为主的食物开始成为幼儿的主食。不过，此时的饮食还是需要注意营养平衡和易于消化，不能完全是成人的食物。以1～3岁的幼儿膳食"4+1"方案为例，具体为1～2瓶牛奶，1个蛋，1～2份禽、鱼、肉，2份蔬菜与水果，2～3份谷与豆（其中1份相当于50 g，1瓶牛奶为227 g）。为幼儿健康着想，应以杂粮、鱼、肉、肝、蛋、蔬菜等组成食谱，坚持米、面、杂粮搭配，减少零食，这样才能使食物中的营养素互相补充，发挥营养之间的协调作用，使幼儿健康成长。这时幼儿的饮食接近成人，可以让他多吃成人饮食；每天吃的种类多一些，但每样东西量要少一些。

二、7 ~ 24 月龄婴幼儿合理膳食规划

（一）合理添加辅食

1．满 6 月龄起开始添加辅食

婴儿满 6 月龄时，胃肠道等消化器官已相对发育完善，可消化母乳以外的多样化食物。同时，婴儿的口腔运动功能，味觉、嗅觉、触觉等感知觉，以及心理、认知和行为能力也已准备好接受新的食物。此时开始添加辅食，不仅能满足婴儿的营养需求，也能满足其心理需求，并促进其感知觉、心理水平及认知和行为能力的发展。因此，7 ~ 24 月龄婴幼儿在不能母乳喂养或母乳不足时，可以配方奶作为母乳的补充，同时添加一些辅食。

普通鲜奶、酸奶、奶酪等的蛋白质和矿物质含量远高于母乳，增加婴幼儿肾负担，故不宜喂给 12 月龄及以下婴儿。13 ~ 24 月龄幼儿可以将其作为食物多样化的一部分而逐渐尝试，但建议少量进食为宜，不能完全替代母乳和（或）配方奶。普通豆奶粉、蛋白粉的营养成分不同于配方奶，也与鲜奶等奶制品有较大差异，不建议作为婴幼儿食品，无乳糖大豆基配方奶可作为婴幼儿慢性迁延性腹泻时的治疗饮食，但应在医生指导下应用。

2．添加辅食需要注意的几个问题

（1）可以添加的辅食：婴幼儿的辅食可以是种多样，但一般为流质、半流质和糊状食物。可以作为辅食的食物与成人食物没什么大的区别，如米、面、肉、蛋、奶、蔬菜和水果，只是在做法方面符合婴幼儿的咀嚼和消化、吸收能力。婴幼儿可以添加的食物应从液体到半固体再过渡到固体为主的食物，种类从谷类食物（米糊、米粉）开始到蔬菜汁（泥）到水果汁（泥）到蛋黄泥、鱼泥、肝泥再到全蛋、肉类（蛋羹、鱼、禽、畜肉泥 / 肉松）。

（2）添加辅食的顺序：刚开始加辅食的时候，每天喂一次，如果婴幼儿没有出现抗拒的反应，可慢慢增加次数，不宜久吃流质食品。对于不同月龄的婴幼儿来说，可添加的食物和营养素是不同的，一定要按顺序逐步添加。做父母的千万不要心急，“拔苗助长”有害无益。辅食的添加应该坚持循序渐进原则，从一种到多种、从流质到固体、从少量到多量，逐渐过渡到成人，一直到能够吃成人饮食。

- 从一种到多种：不可一次给婴幼儿添加好几种辅食，那样很容易引起不良反应。开始只添加一样，如果 1 周内婴幼儿没有出现不良反应，排便正常，就可以让婴幼儿尝试另外一种。
- 从流质到固体：按照流质食品到半流质食品到固体食品的顺序添加辅食。如果一开始就给婴幼儿添加固体或半固体的食物，婴幼儿的肠胃无法负担，难以消化，会导致腹泻。
- 从少量到多量：可以一开始只给婴幼儿喂一两勺，然后到四五勺，再到小半碗。只吃流质或泥状的食品，会使婴幼儿错过咀嚼能力发展的关键期。

（3）添加辅食的原则：

- 辅食不可替代乳类：有的母亲认为婴儿既然已经可以吃辅食了，从 6 个月就开始减少婴儿母乳或其他乳类的摄入，这是错误的，这时婴儿应该仍以母乳或牛奶为主食，辅食只能作为一种补充食品，否则会影响婴儿健康成长。
- 遇到不适应立即停止：给婴幼儿添加辅食的时候如果婴幼儿出现过敏、腹泻或大便里有较多黏液等状况，要立即停止给婴幼儿喂辅食，待恢复正常后再开始（过敏的食物不可再添加）。

- 不要添加剂：辅食中尽量少加或不加盐和糖，以免养成婴幼儿嗜盐或嗜糖的不良习惯，更不添加味精和人工色素等，以增加幼儿的肾负担，损害肾功能。

（4）保持愉快的进食氛围：选在婴幼儿心情愉快和清醒的时候喂辅食，当婴幼儿表示不愿意吃时，不可采取强迫手段，给婴幼儿添加辅食不仅仅为了补充营养，同时也是培养幼儿健康的进食习惯和礼仪，促进婴幼儿正常的味觉发育，如果婴幼儿在接受辅食时心理受挫，会给他带来很多负面影响。

（5）婴幼儿拒吃辅食的应对方法

- 示范如何咀嚼食物：当婴幼儿将食物用舌头往外推，可以示范给婴幼儿看如何咀嚼食物吞下去。不妨再多试几次，让他有更多的学习机会。
- 勿喂得太多或太快：按婴幼儿的食量喂，喂食的速度不要太快，喂完食物后，应让婴幼儿休息一下，不要有剧烈的运动，也不要马上喂奶。
- 品尝各种新口味：常常吃同一种食物会令婴幼儿没有食欲，饮食有变化才能刺激婴幼儿的食欲。在婴幼儿原本喜欢吃的食物中，加入新的原料，分量和种类均由少到多，可增加食物摄取的种类，找出更多婴幼儿喜欢吃的食物。婴幼儿不喜欢的食物或烹调方法，可减少供应量和次数，但应逐渐增加辅食的种类，让婴幼儿学习接受，养成不挑食的好习惯，而且均衡摄取各类食物才能帮助婴幼儿发育及成长。
- 改变烹调法：婴幼儿讨厌某种食物，有时不在于它的味道，而是烹调的方法。如长牙之后喜欢有咬合感的食物，会拒绝吃苹果泥，不妨改成苹果片；色彩鲜艳的食物促进婴幼儿的食欲，太冷或太热的食物会使婴幼儿感觉害怕。此外，口味不宜太浓，避免刺激性食物，食物的切割方式应可轻易让婴幼儿入口，形状也最好能经常变化，提高婴幼儿的进食兴趣。
- 注意点心的质与量：点心的分量不可太多，时间不能与正餐太近，以免正餐吃不下。要选择营养价值高的食品当点心，不要吃太甜或油炸等的垃圾食品。

3．从富铁的泥糊状食物开始，逐步添加达到食物多样

7 ～ 12 月龄婴儿所需能量 1/3 ～ 1/2 来自辅食，13 ～ 24 月龄幼儿所需能量 1/2 ～ 2/3 来自辅食，而婴幼儿的铁来自辅食者更高达 99%。因而婴幼儿最先添加的辅食应该是富铁的高能量食物，如强化铁的婴儿米粉、肉泥等。在此基础上逐渐引入其他不同种类的食物以提供不同的营养素。辅食添加的原则为每次只添加一种新食物，由少到多、由稀到稠、由细到粗、循序渐进。从一种富铁泥糊状食物开始，逐渐增加食物种类，逐渐过渡到半固体或固体食物，如烂面条、肉末、碎菜、水果粒等。每引入一种新的食物应适应 2 ～ 3 天，密切观察是否出现呕吐、腹泻、皮疹等不良反应，适应一种食物后再添加其他新的食物。

4．泥糊状食物的制作

（1）动物性食物

- 肉泥：选用瘦猪肉、牛肉等，洗净后剁碎或用食品加工机粉碎成肉糜，加适量的水蒸熟或煮烂成泥状。加热前先用研钵或调羹把肉糜研压一下，或在肉糜中加入鸡蛋、淀粉等，可以使肉泥更嫩滑。将肉糜和大米按 1∶1 比例煮烂成黏稠的粥也适合 7 月龄婴儿食用。
- 肝泥：将猪肝洗净、剖开，用刀在剖面上刮出肝泥，或将剔除筋膜后的鸡肝、猪肝等剁碎或粉碎成肝泥，蒸熟或煮熟即可；也可将各种肝蒸熟或煮熟后碾碎成肝泥。
- 鱼泥：将鱼洗净、蒸熟或煮熟，然后去皮、去骨，将留下的鱼肉用匙碾成泥状即可。

- 虾泥：虾仁剁碎或粉碎成虾泥，蒸熟或煮熟即可。

以上制成的各种泥糊状的动物性食物可以单独吃，也可和菜泥等一起加入粥或面条中。

（2）植物性食物

- 菜泥：选择菠菜、青菜等绿叶蔬菜，摘取嫩菜叶。水煮沸后将菜叶放入水中略煮，捞出剁碎或捣烂成泥状。
- 土豆、胡萝卜泥：将土豆、胡萝卜洗净去皮，切成小块后煮烂或蒸熟，用匙压成泥状或捣烂。
- 香蕉泥：香蕉剥皮，用不锈钢匙轻轻刮成泥状或捣烂。
- 苹果泥：将苹果切成两半去核，用匙轻轻刮成泥状。

以上制作的水果泥可以直接食用。菜泥、土豆泥最好加入适量植物油，或与肉泥混合后喂养。

5．辅食的口味

辅食应保持原味，不加盐、糖以及刺激性调味品，保持淡口味。淡口味食物有利于提高婴幼儿对不同天然食物口味的接受度，减少偏食、挑食的风险。淡口味食物也可减少婴幼儿盐和糖的摄入量，降低童年期及成年期肥胖、糖尿病、高血压、心血管疾病的风险。

强调婴幼儿辅食应单独制作，不添加盐、糖及刺激性调味品，保持食物原味，这也是为了提醒父母在准备家庭食物时也应保持淡口味。这既为适应婴幼儿的需要，也可以保护全家人的健康。并让儿童在 1 岁之后逐渐尝试淡口味的家庭膳食。

此外，母乳钠含量可以满足 6 月龄内婴儿需要，配方奶的钠含量高于母乳。7 ～ 12 月龄婴儿可以从天然食物中，主要是动物性食中获得钠，如 1 个鸡蛋含钠 71 mg，100 g 新鲜瘦猪肉含钠 65 mg，100 g 新鲜海虾含钠 119 mg，加上从母乳中获得的钠，可以达到 7 ～ 12 月龄婴儿钠的 AI（350 mg/d）；13 ～ 24 月龄幼儿开始少量尝试家庭食物，钠的摄入量将明显增加。

食盐强化碘是应对碘缺乏的重要措施。强调减少盐的摄入可能会同时减少碘的摄入，有引起碘缺乏的潜在风险。0 ～ 6 月龄婴儿碘的 AI 为 85 μg/d，7 ～ 12 月龄婴儿为 115 μg/d。1 ～ 3 岁幼儿的碘推荐摄入量（RNI）为 90 μg/d。当母亲碘摄入充足时，母乳碘含量可达到 100 ～ 150 μg/L，能满足 0 ～ 12 月龄婴儿的需要。7 ～ 12 月龄婴儿可以从辅食中获得部分碘，而 13 ～ 24 月龄幼儿开始尝试成人食物，也会摄入少量的含碘盐，从而获得足够的碘。

6．适合的辅食烹饪方法

辅食烹饪最重要的是要将食物煮熟、煮透，同时尽量保持食物中的营养成分和原有口味，并使食物质地能适合婴幼儿的进食能力。辅食烹饪方法宜多采用蒸、煮，少采用炸。

婴幼儿的味觉、嗅觉还在形成过程中，父母及喂养者不应以自己口味来评判。在制作辅食时可以通过不同食物的搭配来调和口味，如番茄蒸肉末，土豆牛奶泥等，其中天然的奶味和酸甜味是婴幼儿最熟悉和喜爱的口味。

7．避免高糖、高盐的加工食品

经过加工后的食品中的钠含量大大提高，并大多额外添加糖。如新鲜番茄几乎不含钠，100 ml 市售无添加番茄汁含钠 20 mg，而 10 g 番茄沙司含钠高达 115 mg，并加入了玉米糖浆、白砂糖等。100 g 新鲜猪肉含钠 70 mg，而市售 100 g 香肠中含钠量超过 2 500 mg。即使是婴儿肉松、肉酥等加工肉制品，100 g 含钠量仍高达 1 100 mg。

学会查看阅读食品标签，可识别高糖、高盐的加工食品。按照我国的食品标签法，食品标签上需要标示每100 g食物中的能量及各种营养素的含量，并标示其占全天营养素参考值的百分比（NRV%），如钠的NRV%比较高，特别是远高于能量NRV%时，说明这种食物的钠含量较高，最好少吃或避免食用。从食品标签上的配料表上则可查到额外添加的糖。要注意的是，额外添加的糖除了标示为蔗糖（白砂糖）外，还有其他各种名称，如麦芽糖、果葡糖浆、浓缩果汁、葡萄糖、蜂蜜等。

8．注重饮食卫生和进食安全

选择新鲜、安全、优质、无污染的食物和清洁水制作辅食。制作辅食前须先洗手，制作辅食的餐具、场所应保持清洁，辅食应煮熟、煮透，制作过程始终保持清洁卫生，生熟分开；制作的辅食应及时使用或妥善保存；不吃剩饭，妥善保存和处理剩余食物；进餐时洗手，保持餐具和进餐环境清洁、安全。

婴幼儿进食时一定要有成人看护，以防发生进食意外。整粒花生、坚果，果冻等食物不适合婴幼儿食用。

（二）合理断奶

（1）继续母乳喂养的益处：婴儿可以从母乳喂养中获得能量、各种重要营养素，以及抗体、母乳寡糖等各种免疫因子。6月龄以上儿童继续母乳喂养可显著减少腹泻、中耳炎、肺炎等感染性疾病，还可减少婴幼儿食物过敏，特应性皮炎等过敏性疾病。此外，母乳喂养儿在成人期时，身高更高，肥胖及各种代谢性疾病明显减少。同时母乳喂养增进母子间的情感连接，促进婴幼儿神经、心理发育。母乳喂养时间越长，母婴双方的获益越多。因此，对于6月龄以上的婴幼儿，应该坚持继续母乳喂养。WHO建议，婴幼儿应该持续母乳喂养至2岁及以上。中国营养学会修订的《7～24月龄婴幼儿膳食指南（2016）》建议7～24月龄婴幼儿应继续母乳喂养，并可持续到2岁或以上。

（2）断奶：完全中断母乳喂养，改为普通食物喂养婴幼儿，称为断奶。这意味着婴幼儿膳食由流体母乳向半固体或固体食物转变，也意味着婴幼儿从被动接受喂养的吸吮的进食方式向使用筷、匙、盘、碗的自主进食方式转变。断奶不是一蹴而就的，不能操之过急，要使婴幼儿逐渐从生理和心理上来适应这个过程。

断奶不仅是婴幼儿膳食模式的改变，也意味着他们在母亲怀抱吸吮和偎依的时间的减少。这不仅影响婴幼儿的营养也会影响婴幼儿的心理和情感的发展。许多母亲都会问：“合适的断奶时间是什么时候呢？”其实，并不存在所谓的“应断奶时间”。什么时候断奶，应该根据婴幼儿的身心发展需要和母亲的自身喂养情况来决定。

（3）断奶综合征和断奶食品：传统的断奶方式往往是当决定给婴幼儿断奶时，就突然中止哺乳，或者采取母亲与婴幼儿隔离几天等方式。如果婴幼儿断奶后缺乏正确的喂养，蛋白质得不到足量供应，长此以往，往往会造成婴幼儿的蛋白质缺乏，可出现婴幼儿生长停顿、表情淡漠、头发由黑变棕和由棕变红、容易哭闹、哭声不响亮且细弱无力、腹泻等症状。这些都是由于断奶不当引起的不良现象，医学上称为断奶综合征。为防止婴幼儿出现断奶综合征应注意以下几点：

- 不要突然断母乳，给儿童断母乳应该是一个渐进的过程，让儿童逐渐适应；
- 断母乳在时机的选择上一定要选择儿童身体和饮食状况非常好的时段，同时周围的环境温度等都比较舒适，对儿童的食欲没有不良影响的时段；
- 母亲一定要清楚，断母乳不是断奶。应该用配方奶粉或牛奶代替母乳，特殊情况时，儿童应该喝牛奶。

在断奶初期和中期，可以给儿童吃的食物较多，如豆腐、鱼、肉、蔬菜等。可以在做成人饭菜时，将食物做成适合儿童进食的形状，依据断奶阶段调整口感，如果是炒菜或炖菜中的肉做断奶食物，应将肉去除油脂。这时，儿童要模仿成人吃饭，所以，在成人吃饭时要注意，在内容上尽量让儿童吃大人的食物。

（三）合理膳食规划

1．7 ～ 9 月龄婴儿

7 ～ 9 月龄属于辅食添加开始阶段，主要是让婴儿适应新的食物并逐渐增加进食量。添加辅食应在婴儿健康且情绪良好时开始，遵照辅食添加原则、循序渐进。为了保证母乳喂养，建议刚开始添加辅食时，先母乳喂养，婴儿半饱时再喂辅食，然后再根据需要哺乳。随着婴儿辅食量增加，满 7 月龄时，多数婴儿的辅食可以成为单独一餐，后过渡到辅食与哺乳间隔的模式。每天哺乳 4 ～ 6 次，辅食喂养 2 ～ 3 次。不能母乳喂养或母乳不足时应选择合适的较大婴儿配方奶作为补充。合理安排婴儿的作息时间，包括睡眠、进食和活动时间等，尽量将辅食喂养安排在与家人进食时间相近或相同时，以便之后儿童能与家人共同进餐。

刚开始添加辅食时，可选择强化铁的婴儿米粉，用母乳、配方奶或水冲调成稍稀的泥糊状（能用小勺舀起不会很快滴落）。婴儿刚开始学习接受小勺喂养时，由于进食技能不足，只会舔吮，甚至将食物推出、吐出，需要慢慢练习。可以用小勺舀起少量米糊放在婴儿一侧嘴角让其吮舔。切忌将小勺直接塞进婴儿嘴里，令其有窒息感，产生不良的进食体验。第一次只需尝试 1 小勺，第一天可以尝试 1 ～ 2 次。第二天视婴儿情况增加进食量或进食次数观察 2 ～ 3 天，如婴儿适应良好就可再引入一种新的食物。如蛋黄泥、肉泥等富铁食物。在婴儿适应多种食物后可以混合喂养，如米粉拌蛋黄、肉泥蛋羹等。

在给 7 ～ 9 月龄儿引入新的食物时特别注意观察是否有食物过敏现象，如在尝试某种新的食物的 2 天内出现呕吐、腹泻、湿疹等不良反应，须及时停止喂养，待症状消失后再从小量开始尝试；如仍然出现同样的不良反应，应尽快咨询医生，确认是否为食物过敏。

对于婴儿偶尔出现的呕吐、腹泻、湿疹等不良反应，不能确定与新引入的食物相关时，不能简单地认为婴儿不适应此种食物而不再添加。婴儿患病时应暂停引入新的食物，已经适应的食物可以继续喂养。7 ～ 9 月龄婴儿需每天保持 600 ml 以上的奶量，并优先添加富铁食物，如强化铁的婴儿米粉等，逐渐达到每天 1 个蛋黄和（或）鸡蛋（如果蛋黄适应良好就可尝试蛋白）和 50 g 肉、禽、鱼，其他谷物类、蔬菜、水果的添加量根据婴儿需要而定。如婴儿对蛋黄和（或）鸡蛋过敏，在回避鸡蛋的同时应再增加肉类 30 g。如婴儿辅食以谷类、蔬菜、水果等植物性食物为主，需要额外添加 5 ～ 10 g 油脂，推荐以富含亚麻酸的植物油为首选，如亚麻籽油、核桃油等。7 ～ 9 月龄婴儿的辅食质地应该从刚开始的泥糊状，逐渐过渡到 9 月龄时带有小颗粒的稠粥、烂面条、肉末、碎菜等。

2．10 ～ 12 月龄婴儿

10 ～ 12 月龄婴儿已经尝试并适应多种种类的食物，这一阶段应在继续扩大婴儿接受的食物种类的同时，增加食物的稠厚度和粗糙度，并注重培养婴儿对食物和进食的兴趣。该阶段在添加新的辅食时，仍应遵循辅食添加原则，循序渐进，密切关注是否有食物过敏现象。辅食质地应该比前期加厚、加粗，带有一定的小颗粒，并可尝试块状的食物。绝大多数婴儿在12月龄前萌出第一颗乳牙，可以帮助婴儿啃咬食物。此时婴儿的乳磨牙均未萌出，但婴儿牙床可以磨碎较软的小颗粒食物。尝试颗粒状食物可促使婴儿多咀嚼，有利于牙齿的萌出。

合理安排10～12月龄婴儿的睡眠、进食和活动时间，每天哺乳3～4次、辅食喂养2～3次。辅食喂养时间安排在家人进餐的同时或在相近时。逐渐达到与家人同时进食一日三餐，并在早餐和午餐、午餐和晚餐之间，以及临睡前各加餐一次。

10～12月龄婴儿应保持每天600 ml的奶量；保证摄入足量的动物性食物，每天1个鸡蛋加50 g肉、禽、鱼和一定量的谷物类；蔬菜、水果的量以婴儿需要而定；继续引入新食物，特别是不同种类的蔬菜、水果等，增加婴儿对不同食物口味和质地的体会，减少将来挑食、偏食的风险。不能母乳喂养或母乳不足的婴儿仍应选择合适的较大婴儿配方奶作为补充。特别建议为婴儿准备一些便于用手抓捏的"手抓食物"，鼓励婴儿尝试自主进食，如香蕉块、煮熟的土豆块和胡萝卜块、馒头、面包片、切片的水果和蔬菜，以及撕碎的鸡肉等。一般在10月龄时尝试香蕉、土豆等比较软的手抓食物，12月龄时可以尝试黄瓜条、苹果片等较硬的块状食物。

在此期间引导婴儿学习自主进食，并逐渐适应家中的日常饮食。婴儿在满24月龄后应与家人一起进餐，在继续提供辅食的同时，鼓励尝试家庭食物，并逐渐过渡到与家人一起进食家庭食物。随着婴儿自我意识的增强，应鼓励其自主进食。满12月龄的婴儿能用小勺舀起食物，但大多散落。

3．13～24月龄幼儿

该阶段的奶量应维持约500 ml，每天1个鸡蛋加50～75 g肉禽鱼，每天50～100 g谷类，蔬菜、水果的量仍然以幼儿需要而定。不能母乳喂养或母乳不足时，仍然建议以合适的幼儿配方奶作为补充，可引入少量鲜牛奶、酸奶、奶酪等，作为幼儿辅食的一部分。此外，添加辅食的最终目的是逐渐转为成人的饮食模式，因此鼓励13～24月龄幼儿尝试家庭食物，并在满24月龄后与家人的食物一起进食。当然，并不是所有的家庭食物都适合13～24月龄的幼儿，如经过腌、熏、卤制的食物，重油，甜腻、辛辣、高盐、刺激性的重口味食物均不适合。适合13～24月龄幼儿的家庭食物应该是少盐、少糖、少刺激的淡口味食物，并且最好是家庭自制食物。

（四）一日膳食安排

1．7～9月龄婴儿一日膳食安排

7～9月龄婴儿应逐渐停止夜间喂养，白天的进餐时间逐渐与家人一致。大致可安排如下：

- 早上7点食用母乳和（或）配方奶。
- 早上10点食用母乳和（或）配方奶。
- 中午12点食用各种泥糊状的辅食，如婴儿米粉、稠厚的肉末粥、菜泥、果泥、蛋黄等。
- 下午3点食用母乳和（或）配方奶。
- 下午6点食用各种泥糊状的辅食。
- 晚上9点食用母乳和（或）配方奶。
- 夜间根据需要补充母乳和（或）配方奶喂养1次。

2．10 ～ 12 月龄婴儿一日膳食安排

10 ～ 12 月龄婴儿应停止夜间喂养，一日三餐时间与家人大致相同，大致可安排如下：

- 早上 7 点食用母乳和（或）配方奶，加婴儿米粉或其他辅食。以喂奶为主，需要时再加辅食。
- 早 10 点食用母乳和（或）配方奶。
- 中午 12 点食用各种厚糊状或小颗粒状辅食，可以尝试软饭、肉末、碎菜等。
- 下午 3 点食用母乳和（或）配方奶，加水果泥或其他辅食。以喂奶为主，需要时再加辅食。
- 下午 6 点食用各种厚糊状或小颗粒状辅食。
- 晚上 9 点食用母乳和（或）配方奶。

3．13 ～ 24 月龄幼儿一日膳食安排

13 ～ 24 月龄幼儿应与家人一起进食一日三餐，并在早餐和午餐、午餐和晚餐之间，以及临睡前各安排一次点心，大致可安排如下：

- 早上 7 点食用母乳和（或）配方奶，加婴儿米粉或其他辅食，尝试家庭早餐。
- 早 10 点食用母乳和（或）配方奶，加水果或其他点心。
- 中午 12 点食用各种辅食，鼓励幼儿尝试成人的饭菜，鼓励幼儿自己进食。
- 下午 3 点食用母乳和（或）配方奶，加水果或其他点心。
- 下午 6 点食用各种辅食，鼓励幼儿尝试成人的饭菜，鼓励幼儿自己进食。
- 晚上 9 点食用母乳和（或）配方奶。

（五）良好饮食习惯培养——提倡顺应喂养

随着婴幼儿生长发育，家长应根据其营养需求的变化，以及认知、行为和运动能力的发展，顺应婴幼儿的需要进行喂养，帮助婴幼儿逐步达到与家人一致的规律进餐模式，并学会自主进食，遵守必要的进餐礼仪。家长有责任为婴幼儿提供多样化，且与其发育水平相适应的食物，在喂养过程中应及时感知婴幼儿所发出的饥饿或饱足的信号，并做出恰当的回应。尊重婴幼儿对食物的选择，耐心鼓励和协助婴幼儿进食，培养进餐兴趣，绝不强迫进食。

同时家长还有责任为婴幼儿营造良好的进餐环境，保持进餐环境安静、愉悦，避免电视、玩具等对婴幼儿注意力的干扰。家长也应该是婴幼儿进食的好榜样。进餐时同时家长应注意与婴幼儿应有充分的交流，不以食物作为奖励或惩罚。

1．顺应喂养

顺应喂养（responsive feeding）是在顺应养育（responsive parenting）模式框架下发展起来的婴幼儿喂养模式。顺应喂养要求父母应负责准备安全、有营养的食物，并根据婴幼儿需要及时提供；父母应负责创造良好的进食环境；具体吃什么、吃多少，则应由婴幼儿自主决定。在婴幼儿喂养过程中，父母应及时感知婴幼儿发出的饥饿或饱足的信号，充分尊重婴幼儿的意愿，耐心鼓励，但决不能强迫喂养。

父母需要根据婴幼儿的年龄准备好合适的辅食，并按婴幼儿的生活习惯决定辅食喂养的适宜时间。从开始添加辅食起就应为婴幼儿安排固定的座位和餐具，营造安静、轻松的进餐环境，杜绝电视、玩具、手机等的干扰。喂养时父母应与婴幼儿保持面对面，便于交流。

父母应及时回应婴幼儿发出的饥饿或饱足的信号，及时提供或终止喂养。如当婴幼儿看到食物表现兴奋，小勺靠近时张嘴、舔吮食物等，表示饥饿；而当婴幼儿紧闭小嘴、扭头、吐出食物时，则表示已吃饱。父母应以正面的态度，鼓励婴幼儿以语言、肢体动作等发出要求或拒绝进食的请求，增进婴幼儿对饥饿或饱足的内在感受，发展其自我控制饥饿或饱足的能力。

父母应允许婴幼儿在准备好的食物中挑选自己喜爱的食物。对于婴幼儿不喜欢的食物，父母应反复提供并鼓励其尝试。父母应对食物和进食保持中立态度，不能以食物和进食作为惩罚和奖励。父母应允许并鼓励婴幼儿尝试自己进食，可以手抓或使用小勺等，并最好特别为婴幼儿准备合适的手抓食物，鼓励婴幼儿在良好的互动过程中学习自我进食，增强其对食物和进食的注意与兴趣，并促进婴幼儿逐步学会独立进食。此外，父母的进食行为和态度是婴幼儿模仿的榜样，父母必须注意保持自身良好的进食行为和习惯。

2．合理安排婴幼儿的餐次和进餐时间

为培养婴幼儿良好的作息习惯，方便家庭生活，从开始起就应将辅食喂养安排在家人进餐的同时或相近时间。婴幼儿的进餐时间应逐渐与家人一日三餐的进餐时间一致，并在两餐之间，即早餐和午餐、午餐和晚餐之间，以及睡前额外增加一次喂养。婴儿满 6 月龄后应尽量减少夜间喂养。一般 7 ~ 9 月龄婴儿每天辅食喂养 2 次，母乳喂养 4 ~ 6 次；10 ~ 12 月龄婴儿每天辅食喂养 2 ~ 3 次，母乳喂养 4 次；13 ~ 24 月龄幼儿每天辅食喂养 3 次，母乳喂养 3 次。

婴幼儿注意力持续时间较短，一次进餐时间宜控制在 20 min 以内。进餐过程中应鼓励婴幼儿手抓食物自或学习使用餐具，以增加婴幼儿对食物和进食的兴趣。进餐时看电视、玩玩具等会分散婴幼儿对进食和食物的兴趣，必须禁止。

3．培养婴幼儿自主进食能力

婴幼儿学会自主进食是其成长过程中的重要一步，需要反复尝试和练习。父母应有意识地利用婴幼儿感知觉，以及认知、行为能力的发展，逐步训练和培养婴幼儿的自主进食能力。7 ~ 9 月龄婴儿喜欢抓握，喂养时可以让其抓握、玩弄小勺等餐具；10 ~ 12 月龄婴儿已经能捡起较小的物体，手眼协调熟练，可以尝试让其自己抓着香蕉、煮熟的土豆块或胡萝卜等自主进食；13 月龄幼儿愿意尝试抓握小勺自主进食，但大多洒落；18 月龄幼儿可以用小勺自喂，但仍有较多洒落；24 月龄幼儿能用小勺自主进食并较少洒落。在婴幼儿学习自主进食的过程中，父母应给予充分的鼓励，并保持耐心。

参考文献

[1] Fleming TP，Velazquez MA，Eckert JJ. Embryos，DOHaD and David Barker[J]. Journal of Developmental Origins of Health and Disease，2015，6（5）：377-383.

[2] Hanson M. The birth and future health of DOHaD[J]. Journal of Developmental Origins of Health and Disease，2015，5（6）：434-437.

[3] Suzuki K. The developing world of DOHaD[J]. Journal of Developmental Origins of Health and Disease，2018，9（3）：266-269.

[4] Penkler M，Hanson M，Biesma R，et al. DOHaD in science and society：emergent opportunities and novel responsibilities[J]. Journal of Developmental Origins of Health and Disease，2018：1-6.

[5] Hoffman DJ，Reynolds RM，Hardy DB. Developmental origins of health and disease：current knowledge and potential mechanisms[J]. Nutrition Reviews，2017，75（12）：951-970.

[6] Mitanchez D，Yzydorczyk C，Siddeek B，et al. The offspring of the diabetic mother-short-and long-term implications[J]. Best Practice & Research Clinical Obstetrics &Gynaecology，2015，29（2）：256-269.
[7] Bianco-Miotto T，Craig JM，Gasser YP，et al. Epigenetics and DOHaD：from basics to birth and beyond[J]. Journal of Developmental Origins of Health and Disease，2017，8（5）：513-519.
[8] Fukuoka H. DOHaD（Developmental Origins of Health and Disease）and birth cohort research[J]. Journal of Nutritional Science & Vitaminology，2015，61 Suppl（Supplement）：S2.
[9] Agosti M，Tandoi F，Morlacchi L，et al. Nutritional and metabolic programming during the first thousand days of life[J]. La Pediatria Medica e Chirurgica，2017，39（2）：19-21.
[10] Da Cunha AJL，Leiete ÁJM，de Alameida IS. The pediatrician's role in the first thousand days of the child：the pursuit of healthy nutrition and development[J]. Jornal de Pediatria，2015，91（6）：S44-S51.
[11] Reilly JJ，Martin A，Hughes AR. Early-life obesity prevention：critique of intervention trials during the first one thousand days[J]. Current Obesity Reports，2017，6（2）：127-133.
[12] 李杰，李颖 . 生命早期 1000 天的营养与肥胖 [J]. 科技导报，2016，34（20）：81-85.
[13] 中国营养学会膳食指南修订专家委员会妇幼人群膳食指南 . 妊娠期妇女膳食指南 [J]. 中华围产医学杂志，2016，19（9）：877-880.
[14] 齐可民 . 生命早期营养状况对生命后期健康的影响 [J]. 实用儿科临床杂志，2008（23）：1867-1869.
[15] 王悦，王勃，赵尧，等 . 生命早期营养对后续健康的影响机制及研究进展 [J]. 吉林医药学院学报，2016，37（02）：148-151.
[16] 苏宜香 . 孕妇乳母膳食指南食物推荐摄入量解读 [J]. 临床儿科杂志，2018（08）：645-648.
[17] 杜慧真，王晓华，程振倩 . DHA 与婴幼儿智力和视力发育 [J]. 中国保健营养，2013，5：122-123.
[18] 王晨，杨慧霞 . 妊娠期运动在妊娠期糖尿病预防和管理中的作用 [J]. 中华妇幼临床医学杂志（电子版），2014（05）：104-107.
[19] 范粉灵，岳亚飞 . 妊娠期心理应激对其子代的影响 [J]. 国外医学 . 妇幼保健分册，2005（01）：21-23.
[20] 沈晓桦，夏杰，胡丽，等 . 纯母乳喂养现状与影响因素研究进展 [J]. 中国实用护理杂志，2017，33（3）：223-226.
[21] 侯成，冉霓，衣明纪 . 母乳中的维生素 A 水平及其影响因素 [J]. 中华围产医学杂志，2018，21（11）：783-787.

展　望

健康和疾病的发育起源的概念在生命早期不同和特定的敏感的发育时期，将围生期暴露（包括营养缺乏和营养过剩）与终身健康结局联系起来，解释了更多人类成年期慢性疾病的生长发育起源，使人类健康干预窗口期前移。生命早期营养的研究还在继续深入，不断有更多的成果出现。在当今的经济和社会条件下，全球范围内营养不良的问题还有很多工作要做，但另一方面营养过剩和肥胖不仅在所有地区以惊人的速度增多，而且可能成为更有害的问题——加剧非传染性疾病的流行及其对整个社会的影响。从胎儿期、婴幼儿期开始杜绝不良的饮食行为，保证生命早期的正常营养和生长发育，同时保证整个人群的均衡合理膳食，才能尽量降低这些疾病在成年期的发病率，这需要妇幼及儿科医疗和保健机构、政府、学校、食品工业等多方的长期协同努力。明确生命早期营养与慢性病的关系，探讨其影响机制，有助于妊娠期摄入更加合理的营养、营造良好的宫内环境，降低后代后续发生代谢性疾病以及其他疾病的可能性，提高其生活质量。